李洪　张伟声 ◎ 编著

简单消百病

简单**拔罐**消百病

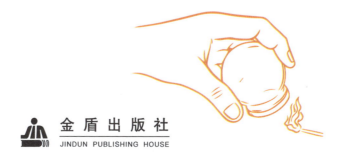

金盾出版社
JINDUN PUBLISHING HOUSE

图书在版编目（CIP）数据

简单拔罐消百病 / 李洪，张伟声编著 . —— 北京：
金盾出版社，2025.2
（简单消百病）
ISBN 978-7-5186-1621-3

Ⅰ . ①简… Ⅱ . ①李… ②张… Ⅲ . ①拔罐疗法
Ⅳ . ① R244.3

中国国家版本馆 CIP 数据核字 (2024) 第 030887 号

简单拔罐消百病
JIANDAN BAGUAN XIAOBAIBING

李洪　张伟声　编著

出版发行：金盾出版社	开　　本：710mm×1000mm　1/16
地　　址：北京市丰台区晓月中路 29 号	印　　张：14
邮政编码：100165	字　　数：150 千字
电　　话：（010）68276683	版　　次：2025 年 2 月第 1 版
（010）68214039	印　　次：2025 年 2 月第 1 次印刷
印刷装订：河北文盛印刷有限公司	印　　数：1 ～ 5 000 册
经　　销：新华书店	定　　价：66.00 元

前　言

随着人们生活水平和健康意识的提高，越来越多的人开始寻找没有毒副作用且效果显著的养生保健和疾病治疗方法。拔罐这种操作简单、疗效确切、安全方便、适用范围广泛的中医传统自然疗法，越来越受到人们的欢迎。拔罐疗法是传统医学的明珠，在我国有着悠久的历史，我国现存最古老的方书《五十二病方》中就有关于拔罐的记载。现代医学、科学和医疗器械的发展，给传统的拔罐疗法赋予了新的活力，拔罐疗法正逐渐走进千家万户，传遍世界各地。

拔罐古称角法，又名火罐气、吸筒疗法，是以罐为工具，利用火焰燃烧、抽气等方法造成罐内负压，使罐吸附在体表相关部位和穴位，通过吸拔和温热刺激，使局部发生充血或瘀血，从而起到防治疾病作用的一种外治法。中医认为，拔罐能够疏经活络、调理气血、祛湿散寒、调整机体的阴阳平衡和脏腑功能，从而达到保健和治疗疾病的目的。拔罐疗法的应用范围很广泛，在临床上经常用来治疗内科、外科、妇科、儿科、皮肤科、五官科等各科室常见疾病，而且疗效显著，尤其是在慢性病的治疗和养生保健方面更是优势突出。

罐子是拔罐的主要工具，随着时代的发展，罐子的种类也五花八门，各具特色，常见的有竹筒罐、陶瓷罐、玻璃罐、抽气罐、橡胶罐等。玻璃罐造型美观、清晰透明，使用时可以观察所拔部位皮肤充血、瘀血的程度，便于随时掌握情况、随时调整，是目前临床上最为常见的拔罐工具。常用的拔罐方法有闪罐法、投火法、抽气法、水罐法、留罐法、走罐法、刺络拔罐法等。其中，留罐法应用最为广泛，主要用于治疗以寒邪为主的疾病、脏腑病、久病等，如经络受邪、气血瘀滞、外感表证、消化不良、神经衰弱、高血压等病症。留罐法可与走罐法配合使用，即先走罐，后留罐。

为了使广大读者能够更好地掌握拔罐疗法，并运用正确的方法来进行实际操作，我们融古汇今，去芜存精，依据中医的脏腑、经络理论，结合临床体会，编撰了《简单拔罐消百病》这本书。本书共分为六章，第一章系统全面地介绍了拔罐疗法的功效作用、使用器具、操作技巧、动作示范以及注意事项等；第二章至第六章以疾病为纲，以吸拔相关穴位为目，详尽地介绍了养生保健及内科疾病、外科疾病、妇科疾病、男科疾病、儿科疾病等不同疾病情况下拔罐的功效作用、操作方法、动作示范、穴位选择等，几乎涵盖了日常生活中所能遇到的所有病症。

本书内容深入浅出，实用性和可操作性强。为了方便读者迅速掌握拔罐方法，每个操作步骤都配有示意图，使读者能一看就懂、一学就会。我们通过图解的方式对疾病相关穴位一一详细标注，便于读者有针对性地使用，让读者无须熟悉人体解剖，也无须深入了解中医理论，就可以轻松快速地找到穴位，使读者不必为找不到穴位的精确位置而烦恼。本书是家庭养生保健和防病治病的必备参考书。由于本书作者的水平有限，书中可能存在疏漏之处，敬请专家和广大读者不吝赐教。

李洪　张伟声

目录

第一章　中医拔罐，吸出病邪气血通畅

第二章　养生拔罐，阴阳平衡身体健

第三章　内科病拔罐，调理脏腑病痛除

第四章　外科病拔罐，舒筋活络筋骨通

第五章　妇科、男科病拔罐，固本培元烦恼无

第六章　儿科病拔罐，补肾健脾一身轻

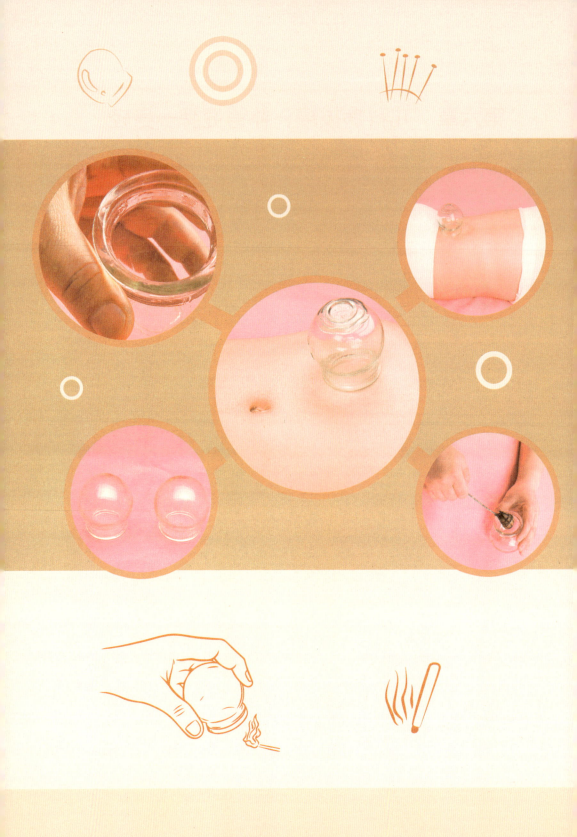

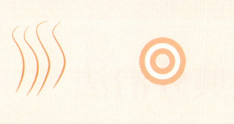

第一章

中医拔罐，吸出病邪气血通畅

风　寒　暑　湿

拔罐：中医经典外治法

拔火罐是我国传统医学中的一种独特的治病方法，俗称"拔罐子""吸筒"，在《本草纲目拾遗》中叫作"火罐气"，《外科正宗》中又叫"拔筒法"。古代多用于外科痈肿的治疗，起初并不是使罐，而是用磨有小孔的牛角筒，罩在患部排吸脓血，所以一些古籍中又取名为"角法"。早在成书于战国时期的帛书《五十二病方》中就有关于"角法"的记载，这就表明我国医家至少在公元前6世纪～公元前2世纪，已经采用拔罐这一治疗方法治疗疾病。

到了隋唐时期，拔罐的工具有了突破性的改进，开始用经过削制加工的竹罐来代替兽角。竹罐取材广泛，价廉易得，大大助力了这一疗法的普及和推广；同时，竹罐质地轻巧，吸拔力强，也在一定程度上提高了治疗的效果。

到了宋金元时代，竹罐已完全代替了兽角。拔罐疗法的名称亦以"吸筒法"替换了"角法"。在操作上，则进一步由单纯用水煮的煮拔筒法发展为药筒法，即先将竹罐在按一定处方配制的药物中煮过备用，需要时，再将此罐置于沸水中煮后，乘热拔在穴位上，以发挥吸拔和药物外治的双重作用。对此明确地加以记述的是元代医家萨谦斋所撰的《瑞竹堂经验方》。

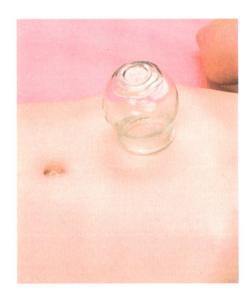

在明代，拔罐法已经成为中医外科中重要的外治法之一，主要用于吸拔脓血，治疗痈肿。在吸拔方法上，较之前代又有所改进。使用较多的是将竹罐直接在多味中药煎熬后的汁液中煮沸，然后直接吸拔。所以，竹罐又被称为药筒。除了煮拔筒法，也有一些更为简便的拔罐法，如申斗垣的《外科启玄》

就载有竹筒拔脓法："疮脓已溃已破，因脓塞阻之不通……如此当用竹筒吸法，自吸其脓，乃泄其毒也。"

至清代，拔罐法获得了更大的发展。首先是拔罐工具的又一次革新。竹罐尽管价廉易得，但吸力较差，且久置干燥后，易产生燥裂漏气。为补此不足，清代出现了陶土烧制成的陶罐，并正式提出了沿用至今的"火罐"一词。其次，拔罐方法有了较大进步，"以小纸烧见焰，投入罐中，即将罐合于患处。如头痛则合在太阳、脑户或颠顶，腹痛合在脐上。罐得火气舍于内，即卒不可脱，须得其自落，肉上起红晕，罐中有气水出"。此类拔罐法即目前仍颇为常用的投火法。同时，将以往的以病灶区作为拔罐部位，改为了吸拔穴位，来提高治疗效果。最后，拔罐疗法的治疗范围也突破了历代以吸拔脓血疮毒为主的界限，开始应用于治疗风寒头痛及眩晕、风痹、腹痛等多种病症。

到了现代，拔罐疗法已越出中医外科外治法的边界，取得了突破性的进展，普遍应用于内科、外科、妇科、儿科、五官科等各科病症。拔罐工具除传统的拔罐器具外，已创制出诸多新的用具，如玻璃罐、橡皮罐、塑料罐及穴位吸引器等。在拔罐操作方法上也多种多样。如以吸拔的排气法分，有利用火力排去空气的火罐法，包括闪火法、投火法、架火法、滴酒法等；有利用煮水排去空气的水罐法；有利用注射器或其他方法抽去空气的抽气罐法。如以吸拔的形式分，又有留罐、闪罐、走罐之别。

总之，拔罐疗法是我国古代劳动人民在长期的劳动实践和同疾病的斗争中，经过不断总结、逐渐积累起来的经验，是传统中医学中的一颗明珠，具有历史悠久、方法独特、简便安全、容易操作、适应广泛、疗效稳定、设备简单、对周围环境无特殊要求的特点，是一种从临床实践中总结和完善出来的、行之有效的、很有前途的单纯物理疗法。

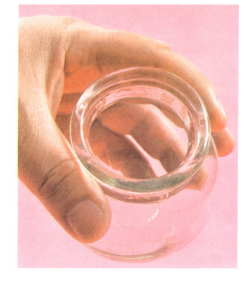

爱上拔罐的理由

俗话说"拔拔火罐，病好一半"。拔火罐为什么能治病呢？中医认为，拔罐可以疏通经络、调整气血、开泄腠理、扶正祛邪。疾病是由致病因素引起机体阴阳偏盛偏衰，人体气机升降失常，脏腑气血功能紊乱所致。当人体受到风、寒、暑、湿、燥、火、毒、外伤的侵袭或内伤情志后，即可导致脏腑功能失调，产生病理结果，如瘀血、气郁、痰涎、宿食、水浊、邪火等，这些致病因子通过经络和腧穴走窜机体，逆乱气机，滞留脏腑，瘀阻经脉，最终导致种种病症。拔罐产生的真空负压有一种较强的吸拔之力，其吸拔力作用在经络穴位上，可将毛孔吸开并使皮肤充血，使体内的病理产物从皮肤毛孔中被吸出体外，从而使经络气血得以疏通，使脏腑功能得以调整，达到防治疾病的目的。经络有"行气血，营阴阳，濡筋骨，利关节"的生理功能，如经络不通则经气不畅，经血滞行，可出现皮、肉、筋、脉及关节失养而萎缩、不利，或血脉不荣、六腑不运等。通过拔罐对皮肤、毛孔、经络、穴位的吸拔作用，可以引导营卫之气始行输布，鼓动经脉气血，濡养脏腑组织器官，温煦皮毛，同时使虚衰的脏腑功能得以振奋，畅通经络，调节机体的阴阳平衡，使气血得以调整，从而达到健身祛病疗疾的目的。

散邪解表

通过局部拔罐吸附作用，使局部皮肤出现毛孔开泄、发汗，有利于散表邪，及排泄体内代谢废物（如肌肉中的乳酸等），使体表之病邪从表而散。

疏通经络

人体的组织器官保持着协调统一，构成一个有机的整体，这是依靠经络系统的沟通实现的。人体各个脏腑组织器官均需要经络运行的气血温养濡润，才能发挥其正常作用。经络气血通达则人体健康；若阴阳失调、邪正相争，经络之气亦随之逆乱，气血运行被阻，则可发生各种疾病。而在相应病所(如阿是穴)拔罐，可使阻塞的穴位、经络得以开通，气血得以通达。拔罐可疏通经络，所以对颈椎病、肩周炎、腰腿痛等痛症患者，拔罐效果颇佳。

行气活血

拔罐通过吸附肌表使经络通畅，气血通达，则瘀血化散，凝滞固塞得以崩解消除，全身气血通达无碍，局部疼痛得以减轻或消失。现代医学认为，拔罐可使局部皮肤充血，毛细血管扩张，血液循环加快；另外，拔罐的吸附刺激可通过神经-内分泌轴调节血管舒缩功能和血管壁的通透性，增强局部血液供应，从而改善全身血液循环。

扶正固本

拔罐通过肌表作用使经络气血通畅，机体正气自然便可安康。现代医学认为，拔罐可使吸附部位毛细血管破裂，继而局部出现血液凝固，但不久即崩溃而引起自家溶血现象，随即产生一种新的刺激素即一种类组胺的物质，刺激全身组织器官，增强其功能活动。自家溶血是一个延缓的良性弱刺激过程，可以增强免疫机能，提高机体的抗病能力。

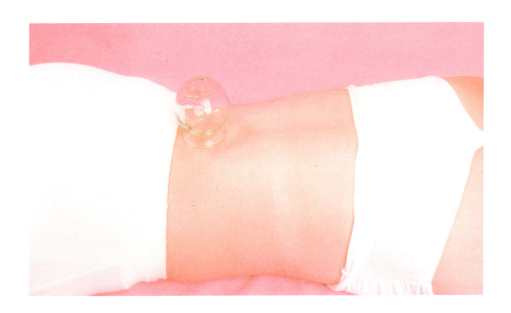

罐印的奥秘

罐印是指拔罐后出现的充血、瘀血、水疱、皮肤温度改变以及不同性质的皮肤渗出物等反应。不同的罐印代表不同的疾病性质。

一. 充血瘀血

拔罐后，皮肤都会有一定程度的充血和瘀血。如果罐印的颜色鲜红，皮肤隆起的程度不明显，则为热证、实证；如果罐印颜色暗红且发紫，皮肤隆起程度明显，则为寒证、虚证；罐印紫黑而黯，一般表示体内有血瘀；罐印颜色鲜红不易结块，表示病情较轻。

二. 水疱

水疱的实质就是皮下组织液的渗出，体内的痰、饮、水、湿等病理产物及机体内的水分在负压的作用下透过皮下组织，进入皮肤中就形成了水疱。水疱数量多且比较明显，色白，为寒湿证；水疱数量少且不太明显，色浑浊或微黄，则为湿热证。

三. 皮肤温度的改变

一般拔罐后，拔罐局部和周围的皮肤温度都会有不同程度的变化。如果皮肤温度升高明显则表明机体感受了阳邪、实邪，提示疾病证候为实证、热证；如果皮肤温度升高不明显甚至降低，特别是感受了风、寒、湿等阴邪后，提示疾病的证候为虚证、寒证。

四. 皮肤渗出物的不同性质

拔罐后皮肤一般都会有水汽渗出，如果皮肤有大量的水汽渗出，附于罐的表面，则表明机体内的痰、饮、水、湿比较严重。如果渗出物颜色淡白则为寒证，质地稀薄为虚寒证，质地黏稠为实寒证。如果渗出物颜色淡黄或黄色则为热证，质地稀薄为虚热证，质地黏稠为实热证。

小罐具大学问

　　罐子是拔罐的主要工具，随着时代的发展变化，罐子的种类也五花八门，各具特色。根据不同的需要，选取不同的工具，可起到事半功倍的效果。下面简单介绍一下几种常见的罐子和拔罐时需要的辅助器具。

罐的种类

　　竹筒火罐：选用直径3～5厘米、坚固无损的竹子，制成6～10厘米长的竹管，一端留节作底，另一端作罐口，用刀刮去青皮及内膜，制成形如腰鼓的圆筒。用砂纸磨光，使罐口光滑平整。口径大的，用于面积较大的腰背及臀部；口径小的，用于四肢关节部位。日久不常用的竹火罐，过于干燥，容易透进空气。临用前，可用温水浸泡几分钟，使竹罐质地紧密不漏空气然后再用。竹罐的优点在于取材较容易、经济易制、轻巧而不易摔碎。缺点是容易燥裂、漏气、吸附力不大，无法观察罐内皮肤的变化。

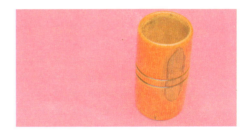

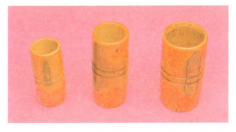

　　陶瓷火罐：使用陶土，做成口圆肚大的罐子，再涂上黑釉或黄釉，经窑里烧制而成的叫陶瓷火罐。有大、中、小和特小的几种。其优点是吸附力大，经济实用；缺点是易于破碎、损坏，不便于携带，无法观察罐内皮肤的变化。

　　玻璃火罐：是在陶制罐的基础上，改用玻璃加工而成的，其形如球状，罐口平滑，分大、中、小三种型号，也可用广口罐头瓶代替。

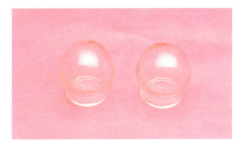

优点是造型美观、清晰透明，使用时可以观察所拔部位皮肤充血、瘀血的程度，便于随时掌握情况，随时调整。缺点是导热快，易烫伤，容易破碎、损坏，不易携带。

抽气罐：用有机玻璃或透明的工程塑料制成，使用罐顶活塞来控制抽排气。抽气罐的优点是不用点火，不会烫伤，安全可靠；抽气量和吸拔力可控制；自动放气起罐不疼痛；罐体透明，便于观察吸拔部位皮肤的充血情况，便于掌握拔罐时间。抽气罐是对传统罐具改进的一大突破，是目前临床医生广泛使用的罐具，给拔罐疗法向家庭和个人自我保健的普及和推广开辟了广阔的前景。

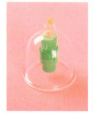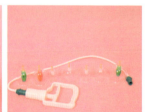

橡胶罐：用具有良好伸缩性能的橡胶制成。口径小至可用于耳穴，大到可以覆盖整个人体。其形状因临床需要各异。用于抽气排气

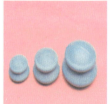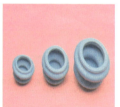

法。优点是消毒便利，不易破损，适用于耳、鼻、眼、头皮、腕踝部和稍凹凸不平等特殊部位拔罐；缺点是价格高，也无法观察罐内皮肤的变化。

金属罐：用铜或铁、铝、不锈钢等金属材料制成。规格与型号要求一般与陶瓷罐、玻璃罐相似。用于火力排气法。其优点是消毒便利，不会破损；缺点是制造价格高，传热快，容易烫伤皮肤，无法观察拔罐部位皮肤的变化。

塑料罐：用耐热塑料压制而成。其规格型号与玻璃罐相似。优点是不易破损，轻便易携带；缺点是不能观察罐内变化，并易老化变形。

拔罐的辅助器具

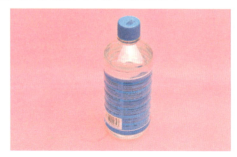

燃料 采用75%～95%的酒精作为点火用的材料。可以使用酒精灯或用小口瓶装酒精。

点火工具 可以用止血钳或镊子夹住棉球作为点火工具，点火蘸酒精时要注意酒精的量，以不滴为度，过多酒精容易滴在患者的身上而导致烫伤。

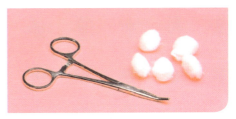

介质 选用能起到润滑作用的液体，常用的介质有液状石蜡、按摩乳、甘油、松节油、植物油等。既可起到润滑作用，又可以增强拔罐时的吸附力。固体可以选用质地柔软、细腻、光润的软质固体，如凡士林、面霜、板油等，既可起到润滑的作用，又可对局部皮肤起到滋润作用，以防止局部皮肤干裂。

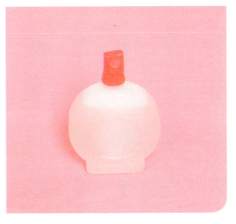

药物 行药罐法的时候，需要把竹罐放在药液里煎煮，其中药物以活血化瘀，行气止痛，温经散寒的药物为主。如桃仁、红花、元胡、香附、黄连、生姜等。

消毒清洁用品 选择常用的消毒液，一般多作为同针灸挑刺放血配合使用时，消毒局部皮肤之用，如75％的酒精或1％的新洁尔灭等。清洁用品如棉签、酒精、脱脂棉球等。

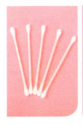 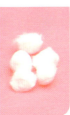 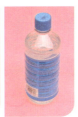

针具 行刺络拔罐法的时候需要梅花针、七星针或者三棱针。如果没有这些专业的用具，用家里日常用的缝衣针也是可以的，但是要做好消毒工作。

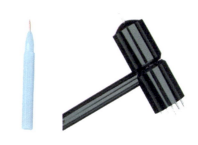

轻轻松松找准穴位

腧穴是人体脏腑经络之气输注于体表的部位，既是疾病的反应点，也是临床治疗的刺激点。拔罐效果的好坏，与选穴是否准确有直接关系。下面列举了四种常用的取穴方法。

自然标志取穴法

根据人体自然标志而定取穴位的方法称为自然标志取穴法。自然标志有两种，一种是不受人体活动影响的标志，如五官、肚脐、乳房等；另一种是局部活动后才会出现的标志，包括肌肉的凹陷、关节间隙、皮肤皱襞等。比如印堂穴是在两眉连线的正中间，后溪穴在握拳后掌后横纹头的凹陷处。

手指同身寸取穴法

用被拔罐者的手指作为标准来定取穴位的方法叫手指同身寸取穴法，适用于四肢，躯干部取穴。这种方法主要包括三种方式：

1.拇指同身寸法

以拇指指间关节的横向宽度作为1寸。

2.中指同身寸法

以中指中节屈曲时内侧两端纹头之间的宽度作1寸。

3.横指同身寸法（一夫法）

将食指、中指、无名指、小指并拢，以中指中节横纹处为准，四指横向宽度为3寸；食指和中指并拢，以中指中节横纹处为准，二指横向宽度为1.5寸。

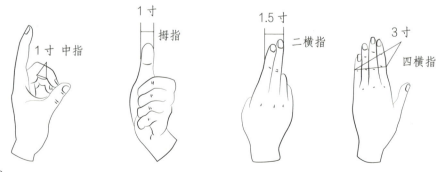

简易取穴法

利用简便易行的方法取穴叫简易取穴法。如两耳尖直上与头顶正中线交点为百会穴；两虎口自然平直交叉，食指指端为列缺穴。

骨度分寸取穴法

以骨节为主要标志测量周身各部的大小、长短，并依其比例折算尺寸作为定穴标准的方法叫骨度分寸取穴法。

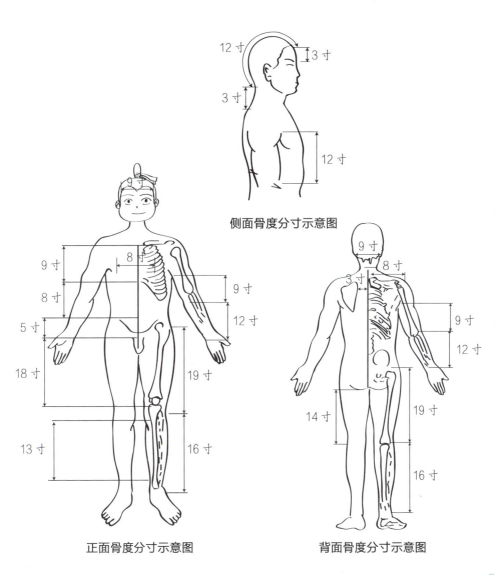

侧面骨度分寸示意图

正面骨度分寸示意图

背面骨度分寸示意图

不可不知的拔罐法

拔罐疗法的种类很多，每种拔罐方法都有各自的特点、适用证和适用部位。根据操作方法和拔罐形式可以分为以下三大类。

以排气法分类

火罐法

火力排气法是利用燃烧时的火焰的热力，排去空气，使罐内形成负压，将罐吸附在皮肤上。火力排气法的选择，应根据施术部位和体位灵活运用。有下列几种方法。

贴棉法　用1厘米见方的棉花一块，不用太厚，略浸酒精，贴在罐内壁上中段或底部，点燃后罩于选定的部位上，即可吸住。此法也多用于侧向横拔，同样不可蘸太多酒精，以免灼伤皮肤。

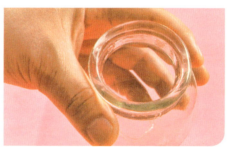

闪火法　用镊子夹酒精棉球点燃后，伸入罐内旋转一圈立即退出，再迅速将罐具扣在需拔穴位上。操作时要注意蘸酒精不要太多，避免火焰随酒精流溢烫伤皮肤；火焰也不宜在罐内停留时间太长，以免罐具过热而烫伤皮肤。

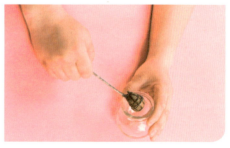

投火法　是指将点燃的小纸条或酒精棉球投入罐内，不等纸条烧完，迅速将罐罩在应拔的部位上，纸条未燃的一段向下，可减少烫伤皮肤。此法适用于侧向横拔，不可移位，否则会因燃烧物下落而灼伤皮肤。

滴酒法　向罐子内壁中部，滴1～2滴酒精，将罐子转动一周，使酒精均匀地附着于罐子的内壁上（不要沾罐口），然后用火柴将酒精点燃，将罐口朝下，迅速将罐子扣在选定的部位上。操作时要注意蘸酒精不要太多，避免火焰随酒精流溢烫伤皮肤。

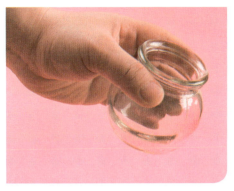

　　架火法　准备一个不易燃烧及传热的块状物，直径2～3厘米，放在应拔的部位上，上置小块酒精棉球，将棉球燃着，马上将罐子扣上，立刻吸住，可产生较强的吸力。块状物可选择小瓶盖、生姜、橘皮等，如果用小瓶盖，应将瓶盖的凹面向上。

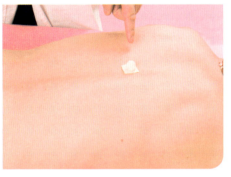

　　弹簧架法　用一根直径0.5～1毫米的钢丝绕成弹簧状，放入火罐内，近罐底的一端扭成钩状，钩端部卷上一个棉球，悬挂在罐的中央。拔罐时，在棉球上滴上几滴酒精，点燃后将罐扣在应拔部位即可吸住，此架可反复应用。

水罐法

　　一般用竹罐，利用沸水排出罐内空气，形成负压，使罐吸附在皮肤上。根据病情需要还可在水中加入适量活血祛风的药物，即为药罐法。操作时先将罐倒置于沸水内，煮沸1～2分钟，然后用镊子夹住罐底，罐口朝下夹出，趁热扣在皮肤上，即能吸住。镊子夹住竹罐时，一定要使罐口朝下，可用凉湿毛巾捂住罐口，降低温度，随即迅速将罐扣于应拔部位。观察罐口吸附情况，如过紧或疼痛应立即起罐。

抽气罐法

将抽气罐紧紧扣在拔罐部位，用抽气筒抽出罐内空气，使罐内产生负压即能吸住。此方法适用于任何部位，但是由于缺乏火罐法和水罐法的温热之力，所以疗效不是特别显著。

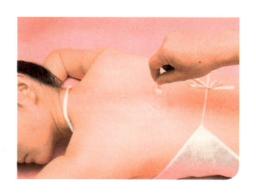

以拔罐形式分类

留罐法

留罐法是拔罐中最常用的一种方法。又称坐罐法，指将罐吸拔在皮肤上留置一段时间的拔罐法。留罐时间为5～15分钟不等，视患者和疾病的情况以及季节的不同而定。一般夏季及皮肤薄处留罐时间不宜过长。留罐法主要用于以寒邪为主的疾患、脏腑病、久病，部位局限、固定，较深者，多选用留罐法。如经络受邪（外邪）、气血瘀滞、外感表证、皮痹、麻木、消化不良、神经衰弱、高血压等病症，用之均有良效。留罐法可与走罐法配合使用，即先走罐，后留罐。

单罐法 即单罐独用，适用于病变范围或压痛范围小的情况。如心律不齐、心慌选内关穴，大便不正常选天枢穴，头痛选太阳穴，落枕选肩井穴，胃痛选中脘穴等。

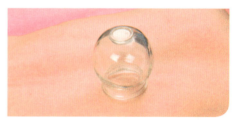

多罐法 即多罐并用，罐具一般循肌束、神经或静脉走行位置排列。若身体强壮罐具排列可以紧密些，若身体虚弱，罐具排列应稀疏些。适用于病变范围较广泛者。治

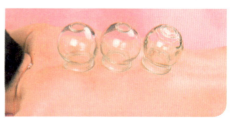

疗时又分排罐法和散罐法两大类。排罐法即将多个罐体吸附于某条经络或特定部位上(如某一肌束)的一种手法。拔罐时应遵循从上而下的顺序原

则，即先拔上面部位后拔下面部位。如坐骨神经痛可在足少阳胆经之环跳、风市、阳陵泉、悬钟穴，足太阳膀胱经之秩边、殷门、委中、承山穴上拔罐；肥胖患者可在背部夹脊穴从上而下拔罐。排罐法又可分为密排法与疏排法。密排法为多个罐体紧密排在某一部位，罐体与罐体之间间隔1~2厘米，注意罐体与罐体之间不可太近，否则会出现罐体间相互牵拉所致的疼痛与损伤。此手法多用于病变局限、症状明显、体质较好的患者。疏排法为罐体与罐体之间相对疏远，间隔5~7厘米。此手法多用于病变广泛、症状较多而主症不明显、体质较差的患者。散罐法为指全身吸附罐体之间相隔较远。此手法多用于全身病症较多的患者。如心律失常患者选膻中穴、内关穴、心俞穴等；肩周炎患者选肩井穴、肩髎穴、曲池穴、条口穴等。

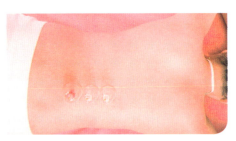

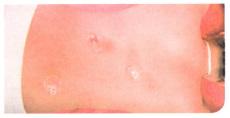

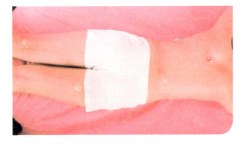

闪罐法

闪罐法是常用的一种拔罐手法，一般多用于皮肤不太平整、容易掉罐的部位。闪罐法是一手执罐，一手用镊子夹住酒精棉球或系有棉团的铁丝，点燃后立即抽出，迅速将罐拔在患者患处，随后立即取下，反复操作十数次乃至数十次，直至皮肤潮红出现瘀斑为止。此法适用于肌肉比较松弛处。通过反复地拔、

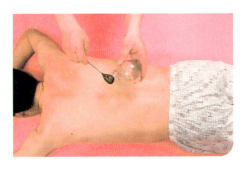

起，使皮肤反复地紧、松，反复地充血、不充血、再充血形成物理刺激，对神经和血管有一定的兴奋作用，可增加细胞的通透性，改善局部血液循环及营养供应，适用于治疗肌萎缩，局部皮肤麻木酸痛或一些较虚弱的病症。

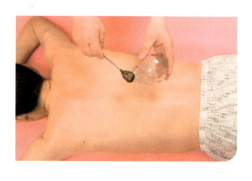

采用闪罐法注意操作时罐口应始终向下，棉球应送入罐底，棉球经过罐口时动作要快，避免罐口反复加热以致烫伤皮肤。操作者应随时掌握罐体温度，如感觉罐体过热，可更换另一个罐继续操作。

走罐法

又称推罐法或拉罐法，一般用于身体面积大而平坦、肌肉丰厚结实的部位，如背、腰部等，适用于经脉气血阻滞、筋脉失养等病症，如寒湿久痹、坐骨神经痛、肌肉萎缩及痛风等。操作时选择罐口较大、罐口壁较厚且光滑无破损的罐具，然后在要拔罐的部位，薄薄地涂一层润滑剂，如液状石蜡、凡士林或者其他植物油。采用闪火法或投火法将罐吸拔在皮肤上以后，手握罐底，稍倾斜罐体慢慢来回推移。方向是向前、后、左、右，还可以做旋转。反复数次，直至皮肤潮红出现瘀斑。

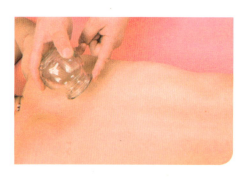
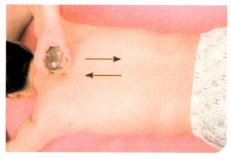

操作时应注意根据患者的病情和体质调整罐内的负压，以及走罐的快、慢、轻、重。罐内的负压不可过大，否则走罐时由于疼痛较剧烈，患者无法接受；推罐时应轻轻推动罐的颈部后边，用力要均匀，以防火罐脱落。

以综合运用分类

针罐法 针罐法是针刺与拔罐相结合的一种综合拔罐法。针刺穴位后，将针留在穴位上，再以针刺处为中心拔罐。将针体罩于罐内。一般以玻璃罐为宜。留罐10～20分钟，最后起罐取针。还有一种方法是针刺后取掉针，再于针刺部位拔罐。操作时要特别注意针柄不宜过长，以防吸拔时触及罐底，使针头深入体内出现危险。此法不得在胸、背部使用。用针罐法应该注意手法的掌握，防止滞针、断针。

此法可加大刺激量，提高针刺疗效，适用于顽固性痛痹证。也可局部消毒后，用梅花针叩击体表，使皮肤潮红或微出血后再拔罐，并留罐5～10分钟，适用于麻木、瘫痪等病症。

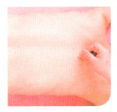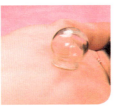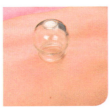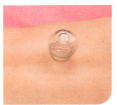

针罐结合，增强了对经络穴位的刺激量，常用于比较顽固的病症，如中医所指的"痹证"，如顽固性风湿痛、陈旧性筋骨损伤、坐骨神经痛、腰椎间盘突出等。

药罐法 药罐法是拔罐与药物治疗法结合在一起使用的一种治疗方法。常用于治疗感冒、咳嗽、哮喘、风湿痛、溃疡病、慢性胃炎、消化不良、牛皮癣等。药罐法选择竹罐为罐具。竹罐在拔罐之前经药液蒸煮，利用高热排除罐内的空气，造成负压，使罐吸附于皮肤上。此法既有温热刺激和机械刺激，还可以发挥药物的作用以提高拔罐的疗效。药物的选择可以根据患者的病情进行选择。

操作时，用特大号的陶瓷锅或一种特制的电煮药锅，先将中药用纱布包好，放入锅中，加入适量的水煎煮，煎出药性后，将竹罐或木罐放入煎好的中药中，煮10分钟左右（一般可根据药性决定煮沸时间），再用镊子或筷子将罐夹出，迅速用干净的干毛巾捂住罐口，以便吸去药液，降低罐口温度，保持罐内的热气，趁热迅速将罐扣在所选部位，手持竹罐稍加按压约半分钟，使之吸牢即可。此法的优点是温热作用好，可起到罐与药的双重作用，多用于风寒湿痹证。

刺络拔罐法 此法又称血罐法，是指刺络放血与拔罐配合应用的一种拔罐方法。先用三棱针、梅花针、七星针等，根据病变部位的大小、疾病情况及对出血量的要求，在患处迅速点刺数下或十数下，轻者皮肤出现红晕即可，中度以微出血为度，重者以点状出血为度，然后迅即拔罐并留罐，留罐15～20分钟。取罐后，用消毒棉球拭净血渍，罐内血块应清洗干净。此法在临床治疗中较常用，而且适应证广，见效快，疗效好，具有开窍泄热、活血祛瘀、清热止痛、疏经通络等功能。凡属实证、热证者，如中风、昏迷、中暑、高热、头痛、咽喉痛、目赤肿痛、睑腺炎、急性腰扭伤、痈肿、丹毒等，皆可用此法治疗。此外，对重症、顽症及病情复杂的患者也非常适用，如对各种慢性软组织损伤、神经性皮炎、皮肤瘙痒、神经衰弱、胃肠神经痛等疗效尤佳。

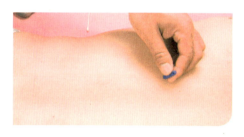 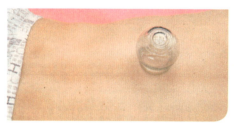

按摩罐法 按摩罐法是指将按摩和拔罐相结合的一种拔罐方法。两者可先后分开进行，也可同时进行。特别在拔罐前，根据病情先循经点穴和按摩，对于疼痛剧烈的病症及软组织劳损或损伤引起疼痛的患者，治疗效果十分显著。

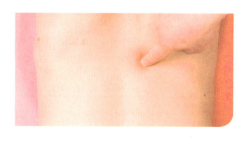 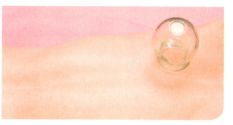

刮痧罐法 刮痧罐法是利用一定的工具，如牛角板、木梳背、瓷调羹等，在人体某一部位的皮肤上进行刮痧，使皮肤发红充血，呈现一块和一

片紫红色的斑点，然后再拔罐，从而达到防治疾病目的的一种疗法。此法可作为病变范围较窄的部位以及走罐法或多罐法受到限制时的补充方法。

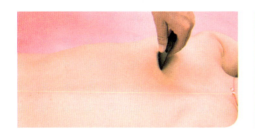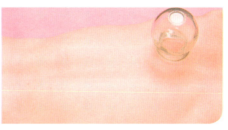

灸罐法　灸罐法是用艾叶制成的艾灸材料产生的艾热刺激体表穴位或特定部位，通过激发经气的活动来调整人体紊乱的生理功能，然后再拔罐，从而达到防治疾病目的的一种疗法。

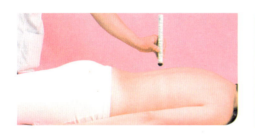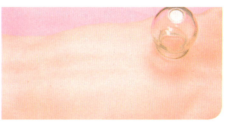

转罐法　用手握着罐体，慢慢地使罐体向左水平旋转90°～180°，然后再向右水平旋转90°～180°，一个左右转动为一次，反复10～20次。转罐法扭矩力较大，可造成更大的牵拉，比摇罐要强烈，可放松局部肌肉组织，促进气血流动，增强治疗效果。操作时注意使用此手法前须在施术的肌肤上涂抹"刮痧拔罐润肤剂"，手法要轻柔，以患者能忍受为度，忌用强力。注意罐口应平滑，避免转动时划伤皮肤。多用于软组织损伤，如腰肌劳损等深部无菌性炎症所致的局部疼痛。

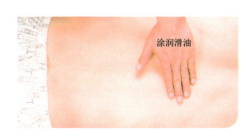

涂润滑油

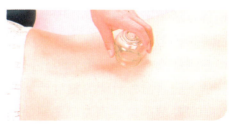

轻松掌握拔罐流程

拔罐前的准备工作

明确病情 检查病情，明确诊断，是否为适应证。检查拔罐的部位和患者体位，是否合适。要患者了解拔罐的过程，解除恐惧心理，增强治疗信心。

选择罐具 根据患者的体质、肥瘦及待拔部位的面积、所治疾病的需要，正确选择罐具和罐型。检查罐口是否光滑和有无残角破口。

消毒 确定治疗部位以后，用热毛巾擦洗待拔部位，再用消毒纱布擦干后拔罐；如果施行针刺或刺络拔罐，则必须以酒精或碘酒消毒，待皮肤干燥后再拔罐；如果待拔部位有毛发，则必须剃光毛发，洗净擦干后再拔罐。

拔罐的体位

通常采用的拔罐体位有如下几种。

仰卧位 患者自然平躺于床上，双上肢平摆于身体两侧。适用于拔治头面、前额、胸腹、上下肢前侧及手足部的穴位。

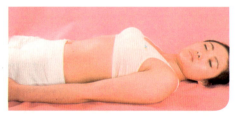

俯卧位 患者俯卧于床上，两臂顺平摆于身体两侧，颌下垫一薄枕。此体位适用于拔治背部、腰部、臀部、双下肢后侧、颈部等处的穴位。

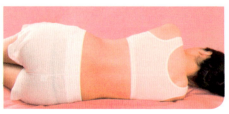

侧卧位 患者侧卧于床上，同侧的下肢屈曲，对侧的腿自然伸直（如取左侧卧位，则左侧腿屈曲、右侧腿自然伸直），双上肢屈曲放于

身体的前侧，此位适用于拔治头侧、面侧、肩侧、胸侧、下肢外侧等，除与床接触的部位以外的所有其他部位的穴位。

俯伏坐位 患者低头倒骑于带靠背椅子上。此位适用于拔治头后部、颈项、肩背、腰骶等部位的穴位。

仰靠坐位 患者坐于带靠背椅子上，双上肢自然下垂，身体向后靠于椅背上。此位适用于拔治面部、颈前、胸前、肩部、双上肢和双下肢等处的穴位。

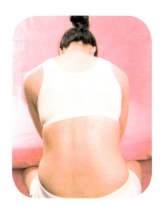 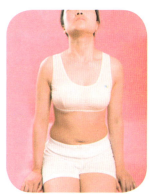 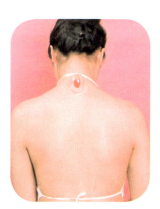

起罐的顺序及方法

起罐是拔罐疗法的最后一步操作。起罐的顺序和方法有一定的讲究，起罐后还需对拔罐部位进行适当的处理。

起罐顺序 起罐时，要遵循先拔先起、先上后下的原则。这样可防止发生头昏脑胀、恶心呕吐等现象。如胸或背部拔多个罐时，应先起最先拔下的罐，然后以此类推。

操作方法 起罐时，一般先用一手夹住火罐，另一手拇指或食指在罐口旁边按压一下，使气体进入罐内，即可将罐取下。若罐吸附过强，切不可用力猛拔，以免擦伤皮肤。一般用侧法和立法。侧法用手背近小指侧着力于治疗部位，肘关节微屈，靠前臂的旋转及腕关节的屈伸，使产生的力持续地作用在治疗部位上；立法用小指、无名指、中指背侧及其掌指关节着力于治疗部位，肘关节伸直，靠前臂的旋转及腕关节的屈伸，使产生的力持续地作用在治疗部位上。

拔罐的注意事项不容小觑

　　罐的消毒一般采用75%的酒精棉球擦拭罐口、罐体，即可起到消毒作用。消毒后的罐可以用干棉球擦干，或者自然风干后使用。

　　点火的方法一般选用闪火法，一手拿点火棒，一手拿罐，把点火棒的酒精棉球（酒精量不能过多，防止点燃后酒精滴下）点燃，迅速伸入罐内，1~3秒后拿出，另一手将火罐轻放在需要拔罐的部位。点火时不能在罐口燃烧，以免造成罐口过烫。

　　拔罐时，一般应选择丰满、有弹性的部位。对于皮肤过敏、皮肤破损、肌肉瘦削、毛发过多的部位应慎用，孕妇应慎用。

　　选择适当的体位，一般采用卧位，一经拔上，不宜移动体位，以免火罐脱落。

　　根据不同部位，选用大小合适的罐具。先在应拔部位比试，罐口与部位吻合，方可应用。

　　在使用多罐时，罐具排列的距离，一般不宜太近，否则因皮肤被罐具牵拉，会产生疼痛，同时因罐互相牵扯，也不易拔牢。

　　在走罐时，不宜在皮肤瘦薄、骨骼突出处推拉，以免损伤皮肤，或使火罐漏气脱落。

　　拔罐的时间与罐的大小、材质有关。通常情况下，大型号罐具吸力强大，每次可留罐5~10分钟；中型罐吸力稍弱，留罐10~15分钟为宜；小型罐吸力较小，留罐15~20分钟为宜。在拔罐次数上，常规治疗一般每7天或隔日拔罐1次，每10次为1个疗程，每疗程间隔3~5天。

　　起罐后，一般局部会出现红晕或紫绀色，这是正常现象，一般会在1个星期内自行消退。如局部瘀血严重，不宜原处再次拔罐。如留罐过长，皮肤起水疱。小的不必处理，会自行吸收，但需防止擦破；大的刺破后，用干棉球擦拭，也可以涂上些紫药水，防止感染。

　　室内需要温暖，空气清新，拔罐时不宜吹风扇、空调以免着凉。

拔罐后的反应要关注

罐具全部拔上后，要不断观察受术者的反应，询问其感受，及时处理和调整不适。

正常反应

无论采用何种方法将罐吸附于施治部位，由于罐内的负压吸拔作用，局部组织可隆起于罐口平面以上，患者觉得局部有牵拉发胀感，或感到发热、发紧、凉气外出、温暖、舒适等，这都是正常现象。起罐后，治疗部位出现潮红，或紫红，或紫红色疹点等，均属拔罐疗法的治疗效应，待一至数天后，可自行恢复，无须做任何处理。出现水疱，说明体内湿气重，如果水疱内有血水，这是热湿毒的反应。水疱小者，只需小心防止擦破，可待其自然吸收；水疱较大时，常提示病情较重，可用消毒针在水疱跟部将其刺破放水，敷以消毒纱布以防感染。无消毒工具切忌自行处理，应到医院或诊所处理。

异常反应

拔罐后如果患者感到异常，或者烧灼感，则应立即拿掉火罐，并检查有无烫伤，患者是否过度紧张，或施术者手法是否有误，或是否罐子吸力过大等。

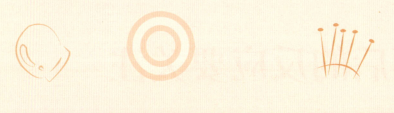
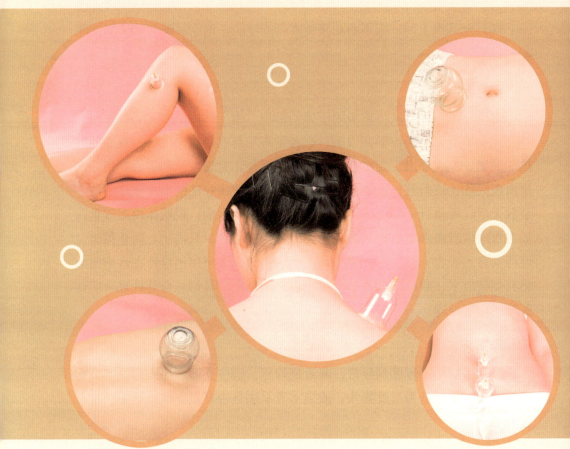
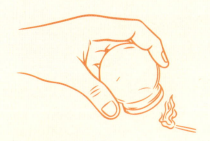

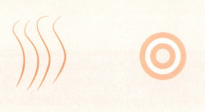

第二章

养生拔罐，阴阳平衡身体健

风　　寒　　暑　　湿

养心安神

养心安神是指一种安神方法，用于治疗阴虚造成的心神不安。心神不安的症状有心悸易惊、健忘失眠、精神恍惚、多梦遗精、口舌生疮、大便燥结。使用养心安神拔罐法可以治疗心神不安，消除以上一系列症状。

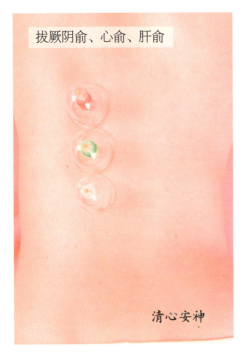

拔厥阴俞、心俞、肝俞

清心安神

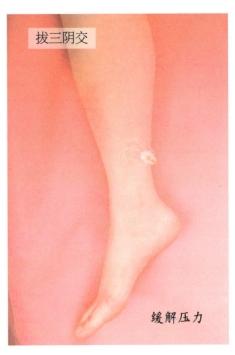

拔三阴交

缓解压力

选择厥阴俞穴、心俞穴、肝俞穴、肾俞穴、三阴交穴中的 2 ~ 3 个穴位，把罐吸拔在所选穴位上，留罐 5 ~ 10 分钟。这样的治疗隔日 1 次，1 个月为 1 个疗程。

腰背部穴位

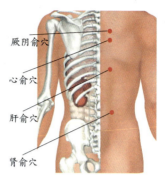

厥阴俞穴： 在第4胸椎棘突下，旁开1.5寸。

心俞穴： 在第5胸椎棘突下，旁开1.5寸。

肝俞穴： 在第9胸椎棘突下，旁开1.5寸。

肾俞穴： 在第2腰椎棘突下（第2腰椎与肚脐平齐），旁开1.5寸。

下肢穴位

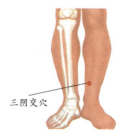

三阴交穴： 在小腿内侧，内踝尖上3寸，胫骨内侧缘后方。

缓解疲劳

疲劳又称疲乏，是主观上一种疲乏无力的不适感觉。常见的伴随症状有记忆力减退、头痛、咽喉痛、关节痛、睡眠紊乱及抑郁等多种躯体及精神神经症状。在相关穴位拔罐能够补中益气、促进气血运行，从而改善疲劳症状。

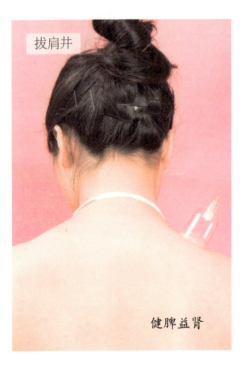

拔肩井

健脾益肾

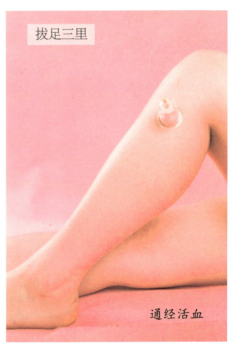

拔足三里

通经活血

取合适体位，选择大小合适的真空罐或者火罐，把罐吸拔在肩井穴、大椎穴、大杼穴、风门穴、天宗穴。留罐 10～15 分钟，每日或隔日 1 次，4 日为 1 个疗程。也可以加拔心俞穴、脾俞穴、命门穴、足三里穴、三阴交穴等穴中的 2～3 个穴位，以补中益气，调理脏腑功能，增强机体抵抗力。

腰背部穴位

肩井穴： 在大椎与肩峰端连线的中点。

大椎穴： 坐位低头，脊柱上方突起的椎骨（第7颈椎）下缘凹陷处就是大椎穴。

大杼穴： 在第1胸椎棘突下，旁开1.5寸。

风门穴： 在第2胸椎棘突下，旁开1.5寸。

天宗穴： 在冈下窝中央凹陷处，与第4胸椎相平。

心俞穴： 在第5胸椎棘突下，旁开1.5寸。

脾俞穴： 在第11胸椎棘突下，旁开1.5寸。

命门穴： 在腰部，当后正中线与脐水平线交叉点处。

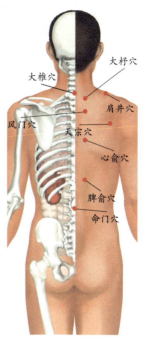

下肢穴位

足三里穴： 在外膝眼下3寸，用自己的掌心盖住自己的膝盖骨，五指朝下，中指尽处便是足三里穴。

三阴交穴： 在小腿内侧，内踝尖上3寸，胫骨内侧缘后方。

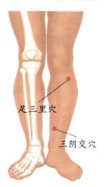

益智健脑

中医认为，"脑为元神之府"。脑是精髓和神明高度汇聚之处，人之视觉、听觉、嗅觉、感觉、思维记忆力等，都为脑所主。这说明脑是人体极其重要的器官，是生命要害的所在。大脑清醒、思维活跃、精力充沛是人人都希望的，在相关穴位拔罐能够益气活血、醒脑开窍、补肾填精、健脑益智、延缓大脑衰老，还能预防阿尔茨海默病（老年痴呆）。

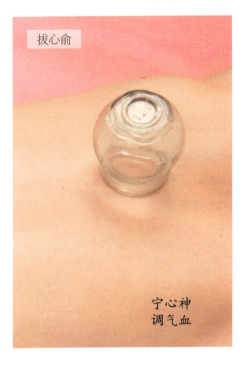

拔心俞

宁心神
调气血

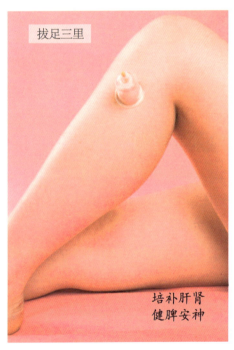

拔足三里

培补肝肾
健脾安神

选择太阳穴、心俞穴、肝俞穴、肾俞穴、内关穴、足三里穴、三阴交穴中的 2 ~ 3 个穴位，用大小合适的真空罐或者火罐吸拔在穴位上，留罐 10 ~ 15 分钟，每周治疗 3 次，1 个月为 1 个疗程。

头部穴位

太阳穴： 眉梢延长线与目外眦延长线的相交点。

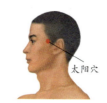

腰背部穴位

心俞穴： 在第5胸椎棘突下，旁开1.5寸。

肝俞穴： 在第9胸椎棘突下，旁开1.5寸。

肾俞穴： 在第2腰椎棘突下（第2腰椎与肚脐平齐），旁开1.5寸。

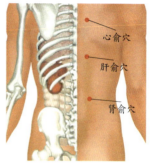

上肢穴位

内关穴： 仰掌，微屈腕关节，腕横纹上2寸，两条大筋之间即是内关穴。

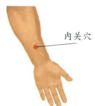

下肢穴位

足三里穴： 在外膝眼下3寸，用自己的掌心盖住自己的膝盖骨，五指朝下，中指尽处便是足三里穴。

三阴交穴： 在小腿内侧，内踝尖上3寸，胫骨内侧缘后方。

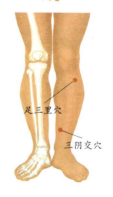

补肾壮阳

一个人身体是不是强壮与肾的强弱有密切关系，当肾阳不足时人体会出现神疲乏力、精神不振、活力低下、易疲劳、畏寒怕冷、四肢发凉（重者夏天也凉）、身体发沉、腰膝酸痛等症状。在相关穴位拔罐具有培补元气、益肾固精、提高机体抗病能力的作用。

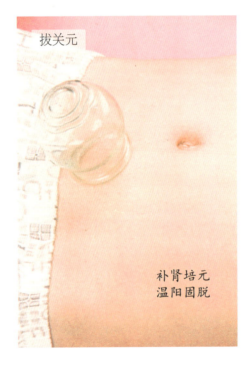

拔关元

补肾培元
温阳固脱

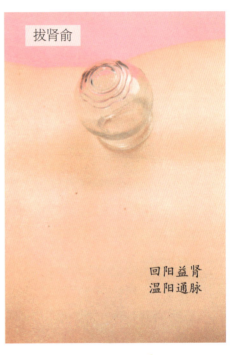

拔肾俞

回阳益肾
温阳通脉

先让患者取仰卧位，把罐吸拔在关元穴上，留罐 10 ~ 15 分钟。操作结束后，再让患者取俯卧位，把罐吸拔在肾俞穴、关元俞穴、太溪穴，留罐 10 ~ 15 分钟。每周 3 次，4 周为 1 个疗程。

腹部穴位

关元穴：在下腹部，前正中线上，脐中下3寸。

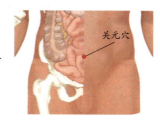

腰部穴位

肾俞穴：在第2腰椎棘突下（第2腰椎与肚脐平齐），旁开1.5寸。

关元俞穴：在5腰椎棘突下，旁开1.5寸。

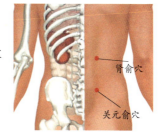

下肢穴位

太溪穴：在足内侧，内踝尖与跟腱之间的凹陷处。

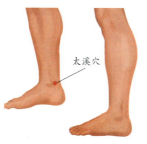

调理脾胃

　　脾胃虚弱是由于脾虚或饮食不节、情志因素、劳逸失调等原因引起的脾功能虚衰、不足的病症。使用拔罐疗法，可以增强脾运化食物、输布水液、统摄血液的作用，同时加强肠胃的消化吸收能力。

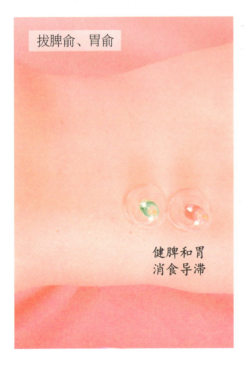

拔脾俞、胃俞

健脾和胃
消食导滞

　　取合适的体位，用大小合适的罐具吸拔脾俞穴、胃俞穴、中脘穴、章门穴、阳陵泉穴、三阴交穴、足三里穴中的 2～3 个穴位，留罐 10～15 分钟，每周 2～3 次，1 个月为 1 个疗程。每次拔罐，以上各穴可交替使用。

腰背部穴位

脾俞穴： 在第 11 胸椎棘突下，旁开 1.5 寸。

胃俞穴： 在第 12 胸椎棘突下，旁开 1.5 寸。

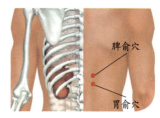

腹部穴位

中脘穴： 脐中央与胸骨体下缘两点之中央（脐中上 4 寸）即是中脘穴。

章门穴： 在侧腹部，当第 11 肋游离端的下方。屈肘合腋时肘尖正对的地方即为章门穴。

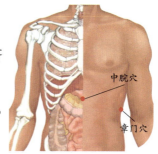

下肢穴位

阳陵泉穴： 在小腿外侧，当腓骨头前下方凹陷处。

足三里穴： 在外膝眼下 3 寸，用自己的掌心盖住自己的膝盖骨，五指朝下，中指尽处便是足三里穴。

三阴交穴： 在小腿内侧，内踝尖上 3 寸，胫骨内侧缘后方。

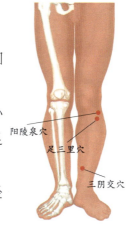

滋肝明目

　　肝与目通过经脉而互相联系，眼得肝血的濡养，才能维持正常的视力。肝血不足时，可出现两眼干涩、视力模糊；肝火上犯时可见眼红肿疼痛；肝阳上扰时可见头昏眼花等症状。通过拔罐可以疏通肝与眼连接的经脉，达到滋肝明目的效果。

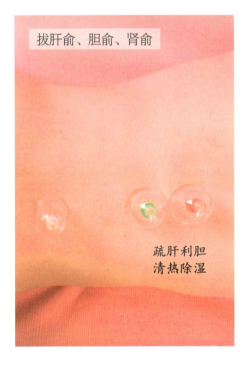

拔肝俞、胆俞、肾俞

疏肝利胆
清热除湿

　　取合适的体位，用大小合适的罐具吸拔太阳穴、风池穴、肝俞穴、胆俞穴、肾俞穴、血海穴、足三里穴中的 2 ～ 3 个穴位，留罐 5 ～ 10 分钟。每 2 ～ 3 天 1 次，1 个月为 1 个疗程。上述穴位交替使用。

头部穴位

太阳穴：眉梢延长线与目外眦延长线的相交点。

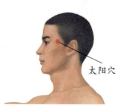

太阳穴

颈腰背部穴位

风池穴：在后头骨下两条大筋外缘陷窝中，与耳垂齐平处。

肝俞穴：在第9胸椎棘突下，旁开1.5寸。

胆俞穴：在第10胸椎棘突下，旁开1.5寸。

肾俞穴：在第2腰椎棘突下（第2腰椎与肚脐平齐），旁开1.5寸。

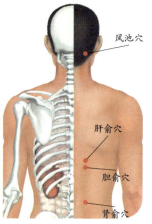

风池穴

肝俞穴

胆俞穴

肾俞穴

下肢穴位

血海穴：用力蹬直下肢，髌骨内上缘上约2寸处鼓起之肌肉（股内收肌）的中点即是血海穴。

足三里穴：在外膝眼下3寸，用自己的掌心盖住自己的膝盖骨，五指朝下，中指尽处便是足三里穴。

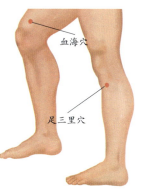

血海穴

足三里穴

培补元气

元气是维持人体生命活动所必需的精微物质，是推动人体脏腑组织机能活动的动力，它既是物质的代称，也是功能的表现。元气在人体有推陈出新、温煦脏腑、防御外邪、固摄精血等重要职能。"人之有生，全赖此气"。元气充足，运行正常，则人康健长寿；反之，元气不足，或升降出入失常，则百病皆生，可引发多器官、多系统功能失调。通过拔罐疗法可以培补元气，增强身体免疫力，加强防病抗病的能力。

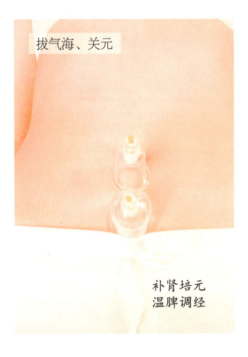

拔气海、关元

补肾培元
温脾调经

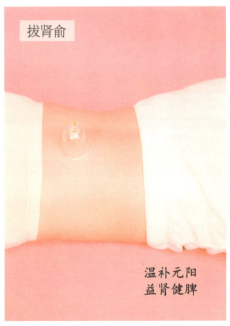

拔肾俞

温补元阳
益肾健脾

取合适的体位，用大小合适的真空罐或火罐吸拔气海穴、关元穴、命门穴、肾俞穴中的 2 ~ 3 个穴位，留罐 10 ~ 15 分钟。隔日 1 次，1 个月为 1 个疗程。以上穴位都是人体中保健强身的重要穴位，可以益肾固精，培补元气。

腹部穴位

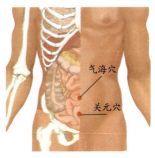

气海穴： 在下腹部，前正中线上，脐中下 1.5 寸。

关元穴： 在下腹部，前正中线上，脐中下 3 寸。

腰部穴位

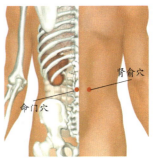

命门穴： 在腰部，当后正中线与脐水平线交叉点处。

肾俞穴： 在第 2 腰椎（第 2 腰椎与肚脐平齐）棘突下，旁开 1.5 寸。

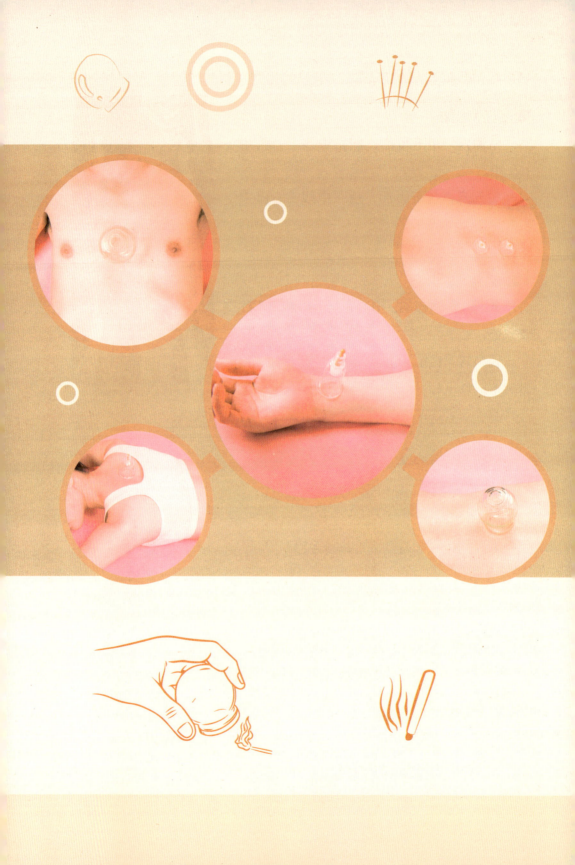

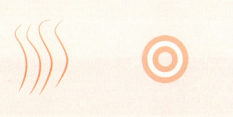

第三章

内科病拔罐，调理脏腑病痛除

风　寒　暑　湿

感冒

感冒是感受触冒风邪或时行病毒，引起肺卫功能失调，出现鼻塞、流涕、喷嚏、头痛、恶寒、发热、全身不适等为主要表现的一种外感疾病。中医认为，当人的体质虚弱，卫气不固，外邪乘虚侵入时就会引起感冒，轻者出现乏力、流涕、咳嗽等症状，称为"伤风"；重者会发烧。中医把感冒归为外感疾病，其中包括现代医学的上呼吸道感染和流行性感冒。拔罐疗法可逐寒祛湿，疏通经络，激发自身免疫功能，从而加速感冒痊愈。

风寒型感冒

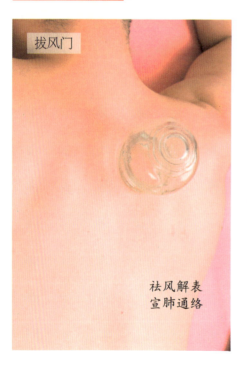

拔风门

祛风解表
宣肺通络

取坐位或俯卧，以方便舒适为宜。取印堂穴、太阳穴、大椎穴、风门穴、肺俞穴、曲池穴、合谷穴中的 3 ~ 5 个穴位，直接把罐吸拔在穴位上，留罐 10 ~ 15 分钟。这样的治疗每日 1 次。

风热型感冒

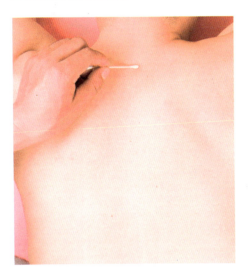 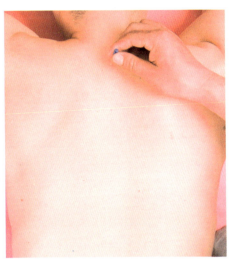

1.取坐位或俯卧，以方便舒适为宜。对风池穴、大椎穴、肺俞穴所在部位进行消毒。

2.用三棱针在消过毒的穴位上点刺，以微微出血为度。

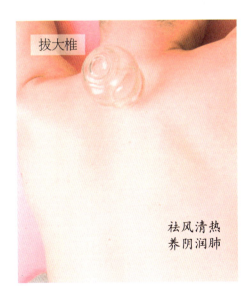

拔大椎

祛风清热
养阴润肺

3.把罐立即吸拔在点刺过的穴位上，每个穴位均留罐20分钟。亦可用银翘散、桑菊饮药水煮罐，对穴位施以药罐。

头部穴位

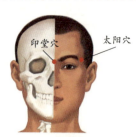

印堂穴：在额部，两眉头连线的中点。

太阳穴：眉梢延长线与目外眦延长线的相交点。

颈腰背部穴位

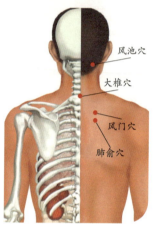

风池穴：在后头骨下两条大筋外缘陷窝中，与耳垂齐平处。

大椎穴：坐位低头，脊柱上方突起的椎骨（第7颈椎）下缘凹陷处就是大椎穴。

风门穴：在第2胸椎棘突下，旁开1.5寸。

肺俞穴：在第3胸椎棘突下，旁开1.5寸。

上肢穴位

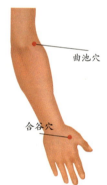

曲池穴：在屈肘时，肘横纹外侧端凹陷处。

合谷穴：拇、食指并拢，两指掌骨间有一肌肉隆起，隆起肌肉的顶端就是合谷穴。

咳嗽

咳嗽是机体对侵入气道的病邪的一种保护性反应。古人以有声无痰谓之咳，有痰无声谓之嗽。临床上二者常并见，通称为咳嗽。根据发作时特点及伴随症状的不同，外感咳嗽一般可以分为风寒咳嗽、风热咳嗽及风燥咳嗽3型。中医认为咳嗽病症的病位在肺，由于肺失宣降，肺气上逆所致。在相关穴位拔罐可以通其经脉，营其逆顺，调其气血，祛病健身。

方法一

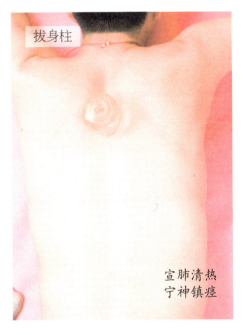

拔身柱

宣肺清热
宁神镇痉

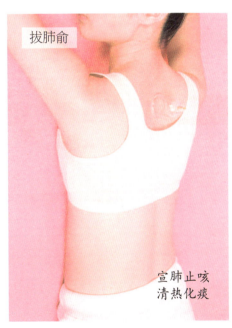

拔肺俞

宣肺止咳
清热化痰

选择大杼穴、身柱穴、肺俞穴、膏肓穴、曲泽穴、丰隆穴。在穴位上拔罐，留罐10～15分钟。每日1次，7次为1个疗程。

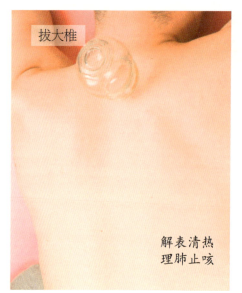

拔大椎

解表清热
理肺止咳

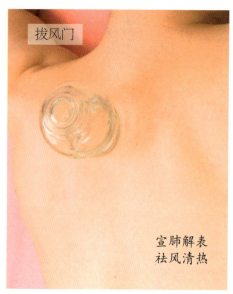

拔风门

宣肺解表
祛风清热

选择大椎穴、定喘穴、风门穴、中府穴、膻中穴。在穴位上拔罐，留罐10～15分钟。每日1次，7次为1个疗程。

方法二

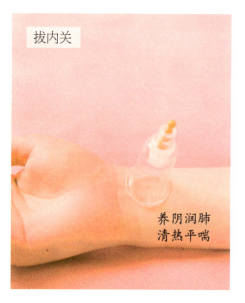

拔内关

养阴润肺
清热平喘

1.取坐位或俯卧，用手指按压两侧曲池穴，按压3～5分钟；在两侧内关穴拔罐，留罐5～10分钟；让患者保持俯卧位，用拇指点按定喘穴，按压3～5分钟；在肺俞穴、肝俞穴、肾俞穴进行闪罐，持续5～10分钟。

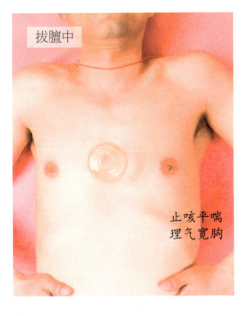

拔膻中

止咳平喘
理气宽胸

2.结束后，保持仰卧位，在膻中穴拔罐，留罐5～10分钟；让患者保持坐位或仰卧位，选择足底的肾上腺、肾、输尿管、膀胱反射区进行推罐，反复20次左右；在足底膀胱反射区留罐15～20分钟。

颈腰背部穴位

大椎穴： 坐位低头，脊柱上方突起的椎骨（第7颈椎）下缘凹陷处就是大椎穴。

定喘穴： 在第7颈椎棘突下，旁开0.5寸。

大杼穴： 在第1胸椎棘突下，旁开1.5寸。

风门穴： 在第2胸椎棘突下，旁开1.5寸。

身柱穴： 位于后正中线上，第3胸椎棘突下凹陷中。

肺俞穴： 在第3胸椎棘突下，旁开1.5寸。

膏肓穴： 在第4胸椎棘突下，旁开3寸。

肝俞穴： 在第9胸椎棘突下，旁开1.5寸。

肾俞穴： 在第2腰椎棘突下（第2腰椎与肚脐平齐），旁开1.5寸。

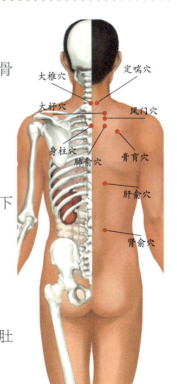

大椎穴
定喘穴
大杼穴
风门穴
身柱穴
膏肓穴
肺俞穴
肝俞穴
肾俞穴

腹部穴位

中府穴： 在胸前壁的外上方，平第1肋间隙，距前正中线6寸。

膻中穴： 位于胸部，前正中线上，两乳头连线的中点。

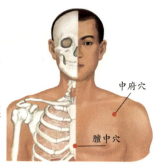

上肢穴位

曲泽穴： 位于肘横纹中，肱二头肌腱的尺侧缘。

曲池穴： 在屈肘时，肘横纹外侧端凹陷处。

内关穴： 仰掌，微屈腕关节，腕横纹上2寸，两条大筋之间即是内关穴。

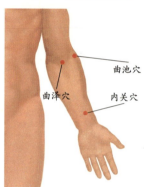

下肢穴位

丰隆穴： 在外踝尖上8寸，胫骨前嵴外2个中指宽的部位。

足底肾上腺、肾、输尿管、膀胱反射区如图所示。

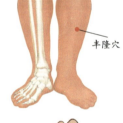

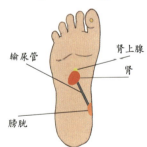

支气管炎

支气管炎是指气管、支气管黏膜及其周围组织的慢性非特异性炎症。支气管炎主要原因为病毒和细菌的反复感染。急性支气管炎起病较急，症状可见发热、畏寒、身痛、咳嗽、咯痰，伴胸骨后钝痛。一般发热常在 3～5 天后消退，咳嗽症状可延至 1 周，但很少超过 1 个月。慢性支气管炎多因急性支气管炎未及时治愈转变而成。主要临床症状有长期咳嗽，咳痰，有时伴有喘息。在相关穴位拔罐能宣肺解表，除燥去热，改善肺部功能。

急性支气管炎拔罐方法

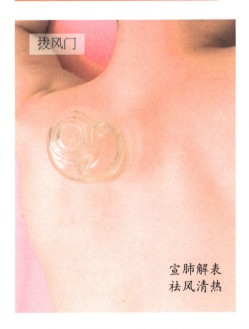

拔风门

宣肺解表
祛风清热

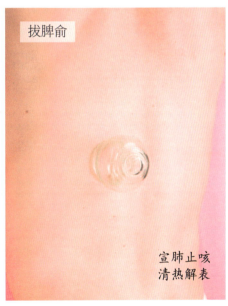

拔脾俞

宣肺止咳
清热解表

取合适体位，分别将罐吸拔在大椎穴、风门穴、身柱穴、脾俞穴、膻中穴、中府穴、尺泽穴。每个穴位留罐 20 分钟，以皮肤充血为度。这样的治疗每日 1 次。

慢性支气管炎拔罐方法

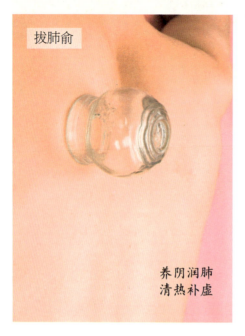

拔肺俞

养阴润肺
清热补虚

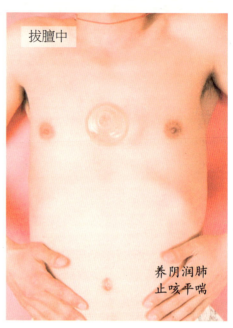

拔膻中

养阴润肺
止咳平喘

　　取坐位、俯卧或仰卧，分别把罐吸拔在肺俞穴、脾俞穴、肾俞穴、中府穴、膻中穴、足三里穴、丰隆穴，留罐15分钟，每日拔罐1次。

腰背部穴位

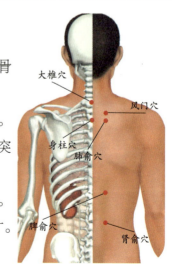

大椎穴：坐位低头，脊柱上方突起的椎骨（第7颈椎）下缘凹陷处就是大椎穴。

风门穴：在第2胸椎棘突下，旁开1.5寸。

身柱穴：位于后正中线上，第3胸椎棘突下凹陷中。

肺俞穴：在第3胸椎棘突下，旁开1.5寸。

脾俞穴：在第11胸椎棘突下，旁开1.5寸。

大椎穴
风门穴
身柱穴
肺俞穴
脾俞穴
肾俞穴

肾俞穴：在第 2 腰椎棘突下（第 2 腰椎与肚脐平齐），旁开 1.5 寸。

腹部穴位

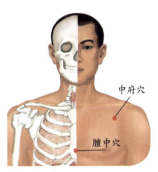

中府穴：在胸前壁的外上方，平第 1 肋间隙，距前正中线 6 寸。

膻中穴：位于胸部，前正中线上，两乳头连线的中点。

上肢穴位

尺泽穴：位于肘横纹中，肱二头肌肌腱桡侧凹陷处。

下肢穴位

足三里穴：在外膝眼下 3 寸，用自己的掌心盖住自己的膝盖骨，五指朝下，中指尽处便是足三里穴。

丰隆穴：在外踝尖上 8 寸，胫骨前嵴外 2 个中指宽的部位。

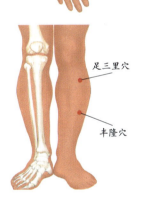

肺炎

　　肺炎是指终末气道、肺泡和肺间质的炎症。肺炎是由肺炎双球菌感染所致，常因外感风邪、劳倦过度，导致肺失宣降，痰热郁阻而发病。表现为起病急，寒战，高热，咳嗽，咳痰，胸痛，气急，呼吸困难，发绀，恶心，呕吐，食欲缺乏等。中医认为，肺炎一般为劳倦过度、醉后当风等人体正气不足之时，感受风热之邪或风寒之邪入里化热所致。临床常见的症状有恶寒发热、咳嗽、气喘、痰白或黄、胸痛、咯血等。在相应穴位拔罐可祛痰除热、宣肺解表，有效改善症状。

方法一

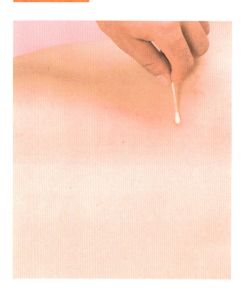 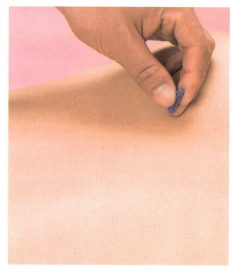

1.取坐位或俯卧，以方便舒适为宜。对风池穴、大椎穴、肺俞穴所在部位进行消毒。

2.消毒后，用三棱针点刺已消毒的穴位周围皮肤，以微微出血为度。

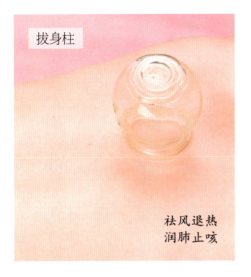

拔身柱

祛风退热
润肺止咳

3.将罐拔在点刺过的穴位上，留罐10～15分钟，以拔出血1毫升左右为度。这样的治疗每日1次。

方法二

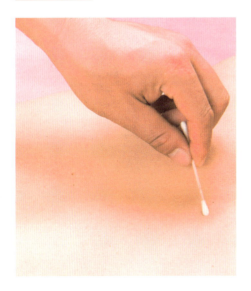

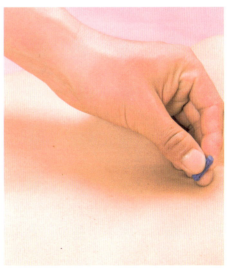

1.取坐位或俯卧，充分暴露穴位，对肺俞穴、曲池穴、鱼际穴、丰隆穴周围皮肤进行消毒。

2.消毒后，用三棱针点刺肺俞穴、曲池穴、鱼际穴位皮肤，以微微出血为度。丰隆穴不用针刺，直接拔罐即可。

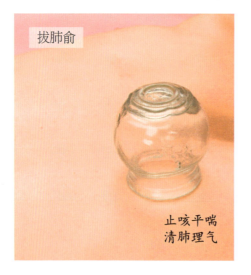

拔肺俞

止咳平喘
清肺理气

3.将罐吸拔在肺俞穴、曲池穴、鱼际穴、丰隆穴上，留罐 10 ~ 15 分钟。起罐后，对穴位皮肤进行消毒。这样的治疗每日 1 次，10 次为 1 个疗程。

背部穴位

大椎穴：坐位低头，脊柱上方突起的椎骨（第 7 颈椎）下缘凹陷处就是大椎穴。

身柱穴：位于后正中线上，第 3 胸椎棘突下凹陷中。

肺俞穴：在第 3 胸椎棘突下，旁开 1.5 寸。

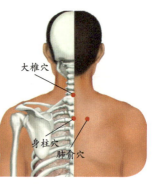

大椎穴

身柱穴
肺俞穴

上肢穴位

曲池穴：在屈肘时，肘横纹外侧端凹陷处。

鱼际穴：位于手外侧，第 1 掌骨桡侧中点赤白肉际处。

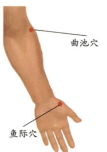

曲池穴

鱼际穴

下肢穴位

丰隆穴：在外踝尖上 8 寸，胫骨前嵴外 2 个中指宽的部位。

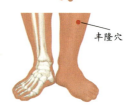

丰隆穴

腹胀

　　腹胀是指胃肠道存有过量气体，而感觉脘腹及脘腹以下的整个下腹部胀满的一种症状。本病多见于急、慢性胃肠炎，胃肠神经官能症，消化不良，腹腔手术后。主要表现为：腹部胀满，叩之如鼓，食欲缺乏，食少饱闷，恶心嗳气，四肢乏力等。中医认为，腹胀多由脾胃虚弱或肝胃气滞导致气机升降失常，浊气上逆所致。在相关穴位拔罐能调整脏腑功能，补中益气，减轻症状。

方法一

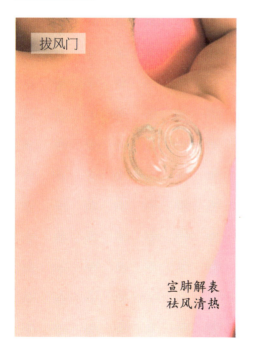

拔风门

宣肺解表
祛风清热

　　取合适体位，分别将罐吸拔在大椎穴、风门穴、身柱穴、脾俞穴、膻中穴、中府穴、尺泽穴。每个穴位留罐20分钟，以皮肤充血为度。这样的治疗每日1次。

方法二

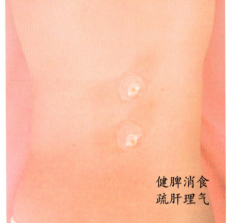

拔肝俞、胃俞

健脾消食
疏肝理气

取仰卧位，在期门穴、章门穴、中脘穴、天枢穴拔罐，留罐10分钟，至罐内皮肤充血为度。让患者采取俯卧位，在肝俞穴、胃俞穴拔罐，留罐10分钟。这样的治疗每日1次，5次为1个疗程。

背部穴位

大椎穴：坐位低头，脊柱上方突起的椎骨（第7颈椎）下缘凹陷处就是大椎穴。

风门穴：在第2胸椎棘突下，旁开1.5寸。

身柱穴：位于后正中线上，第3胸椎棘突下凹陷中。

肝俞穴：在第9胸椎棘突下，旁开1.5寸。

脾俞穴：在第11胸椎棘突下，旁开1.5寸。

胃俞穴：在第12椎棘突下，旁开1.5寸。

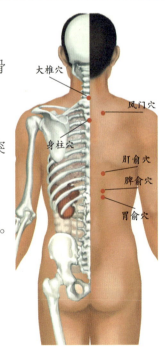

大椎穴
风门穴
身柱穴
肝俞穴
脾俞穴
胃俞穴

腹部穴位

中府穴： 在胸前壁的外上方，平第1肋间隙，距前正中线6寸。

膻中穴： 位于胸部，前正中线上，两乳头连线的中点。

期门穴： 由胸骨体下缘往下2横指的巨阙穴处划一条与地面平行的直线，然后再从两侧乳头划一条与之垂直的竖线，交点之处便是期门穴。

中脘穴： 脐中央与胸骨体下缘两点之中央（脐中上4寸）即是中脘穴。

章门穴： 在侧腹部，当第11肋游离端的下方。屈肘合腋时肘尖正对的地方即为章门穴。

天枢穴： 在腹中部，距脐中2寸。

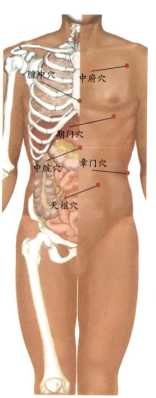

上肢穴位

尺泽穴： 位于肘横纹中，肱二头肌肌腱桡侧凹陷处。

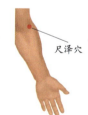

下肢穴位

足三里穴： 在外膝眼下3寸，用自己的掌心盖住自己的膝盖骨，五指朝下，中指尽处便是足三里穴。

丰隆穴： 在外踝尖上8寸，胫骨前嵴外2个中指宽的部位。

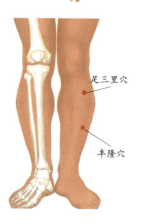

便秘

便秘是指大便次数减少，排便间隔时间过长，粪质干结，排便艰难；或粪质不硬，虽有便意，但便出不畅，多伴有腹部不适的病症。引起病变的原因有久坐少动、食物过于精细、年老体弱、胃肠积热、多次妊娠、过度肥胖等。中医认为，便秘主要由燥热内结、气机郁滞、津液不足和脾肾虚寒所引起。在相关穴位拔罐能够调整脏腑功能，通便理气。

方法一

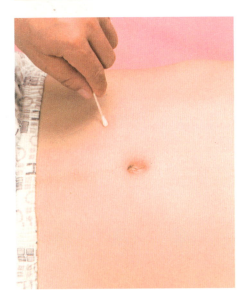 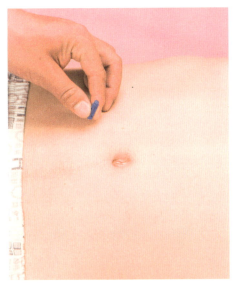

1.采取仰卧位，对天枢穴、大横穴、气海穴、足三里穴皮肤消毒。选择大小合适的玻璃罐，并对其消毒。

2.用毫针针刺已消毒的穴位，待得气后留针。在操作中也要注意，针柄不要过长，以免触及罐底，陷入体内。

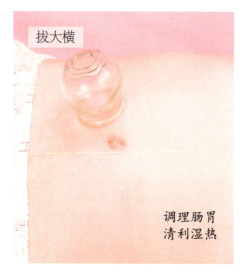

拔大横

调理肠胃
清利湿热

3. 将罐吸拔在针刺过的穴位上，留针在罐内，停留10 ~ 15分钟。起罐后，将针轻轻拔出。上述操作完毕后，再让患者取俯卧位，用同样的方法对脾俞穴、大肠俞穴拔罐，留罐10 ~ 15分钟。这样的治疗每日1次。

方法二

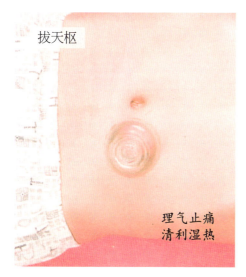

拔天枢

理气止痛
清利湿热

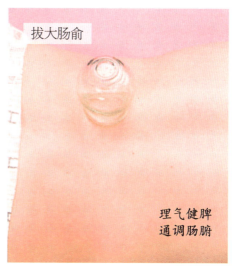

拔大肠俞

理气健脾
通调肠腑

取侧卧位，露出穴位皮肤。把罐吸拔在天枢穴、神阙穴、大肠俞穴、脾俞穴上，留罐10 ~ 15分钟，注意观察罐内皮肤变化，至皮肤充血时再起罐。这样的治疗每日1次。

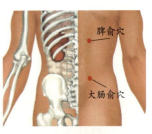

腰背部穴位

脾俞穴： 在第 11 胸椎棘突下，旁开 1.5 寸。

大肠俞穴： 在腰部，当第 4 腰椎棘突下，旁开 1.5 寸。

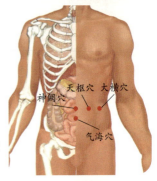

腹部穴位

神阙穴： 在腹中部，脐中央。

天枢穴： 在腹中部，距脐中 2 寸。

大横穴： 在腹中部，距脐中 4 寸。

气海穴： 在下腹部，前正中线上，脐中下 1.5 寸。

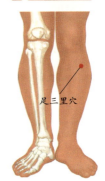

下肢穴位

足三里穴： 在外膝眼下 3 寸，用自己的掌心盖住自己的膝盖骨，五指朝下，中指尽处便是足三里穴。

腹泻

腹泻是一种常见症状，俗称"拉肚子"，是指排便次数明显超过平日习惯的频率，粪质稀薄，水分增加，每日排便量超过200克，或含未消化食物或脓血、黏液。腹泻常伴有排便急迫感、肛门不适、失禁等症状。腹泻分急性和慢性两类。急性腹泻发病急剧，病程在2～3周之内。慢性腹泻指病程在两个月以上或间歇期在2～4周内的复发性腹泻。中医认为，本病多因感受外邪、情志所伤、饮食不节等所致。在相关穴位拔罐能调整脏腑功能，减轻症状。

急性腹泻的拔罐方法

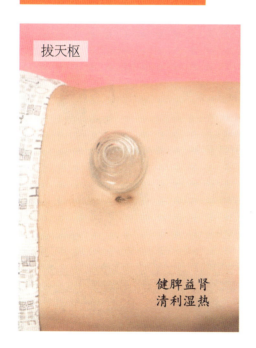

拔天枢

健脾益肾
清利湿热

取坐位或仰卧，选择大小合适的罐体，把罐吸拔在中脘穴、天枢穴、气海穴、合谷穴、足三里穴、上巨虚穴、三阴交穴上，留罐10～15分钟。每日1次，3次为1个疗程。

慢性腹泻的拔罐方法

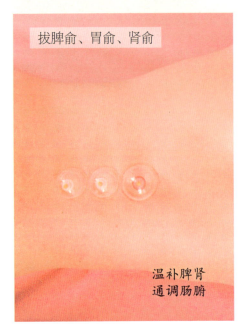

拔脾俞、胃俞、肾俞

温补脾肾
通调肠腑

取俯卧位，选择大小合适的罐体，把罐吸拔在脾俞穴、胃俞穴、肾俞穴、大肠俞穴，留罐 10 ~ 15 分钟。这样的治疗每周 2 ~ 3 次，10 次为 1 个疗程，每个疗程间隔 1 周。

腰背部穴位

脾俞穴： 在第 11 胸椎棘突下，旁开 1.5 寸。

胃俞穴： 在第 12 胸椎棘突下，旁开 1.5 寸。

肾俞穴： 在第 2 腰椎棘突下（第 2 腰椎与肚脐平齐），旁开 1.5 寸。

大肠俞穴： 在腰部，当第 4 腰椎棘突下，旁开 1.5 寸。

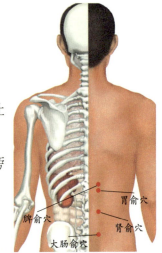

胃俞穴
脾俞穴
肾俞穴
大肠俞穴

手部穴位

合谷穴：拇、食指并拢，两指掌骨间有一肌肉隆起，隆起肌肉的顶端就是合谷穴。

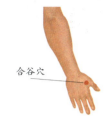

合谷穴

腹部穴位

中脘穴：脐中央与胸骨体下缘两点之中央（脐中上4寸）即是中脘穴。

天枢穴：在腹中部，距脐中2寸。

气海穴：在下腹部，前正中线上，脐中下1.5寸。

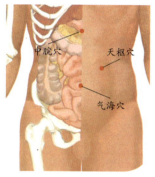

中脘穴

天枢穴

气海穴

下肢穴位

足三里穴：在外膝眼下3寸，用自己的掌心盖住自己的膝盖骨，五指朝下，中指尽处便是足三里穴。

上巨虚穴：在小腿前外侧，当犊鼻下6寸，足三里下3寸，胫骨前缘外侧一横指。

三阴交穴：在小腿内侧，内踝尖上3寸，胫骨内侧缘后方。

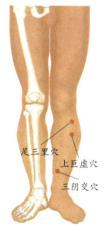

足三里穴

上巨虚穴

三阴交穴

消化不良

消化不良是指上腹痛、上腹胀、早饱、嗳气、食欲缺乏、恶心、呕吐等不适症状，多是由长期暴饮暴食，饮食积滞于胃而引发。而先天脾胃虚弱，消化功能较差的人，也容易出现消化不良症状，表现为长期面黄肌瘦、气短乏力、胃胀、胃痛隐隐、稍不注意就腹泻等。中医认为该症是脾胃虚弱、肝气郁结、外邪入侵所致。在相关穴位拔罐能健脾和胃，疏肝理气，消食导滞。

方法一

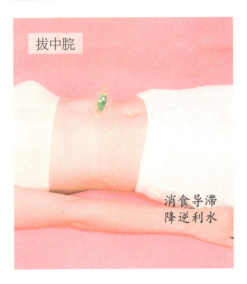

拔中脘

消食导滞
降逆利水

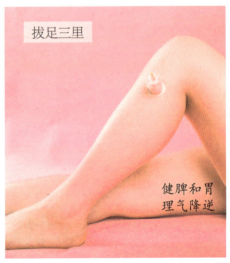

拔足三里

健脾和胃
理气降逆

1.取坐位或仰卧，先把罐吸拔在中脘穴上，然后反复闪罐20次左右，至皮肤潮红发紫出现痧点为止。

2.把罐吸拔在足三里穴上，留罐10～15分钟，以皮肤充血或拔出瘀血为度。

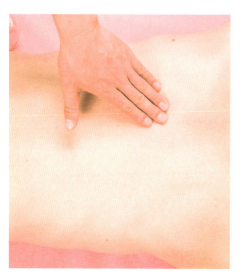

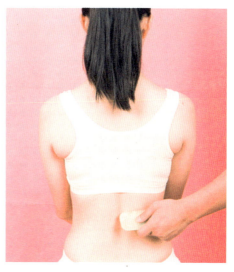

1.取坐位，在脾俞穴、胃俞穴、不容穴、中脘穴、梁门穴、天枢穴、足三里穴、三阴交穴所在部位涂上润滑油。

2.用刮痧板刮拭上述穴位，以出现紫红色痧斑为度。刮痧完毕，要用消毒棉球擦去皮肤上的润滑油，以免影响拔罐。

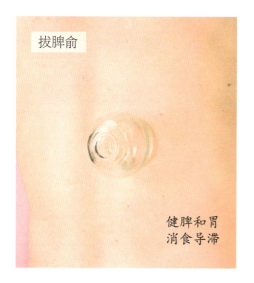

拔脾俞

健脾和胃
消食导滞

3.把罐吸拔在已刮痧的穴位上，留罐10 ~ 15分钟。起罐后，对穴位皮肤进行消毒。这样的治疗每日1次，7次为1个疗程。

背部穴位

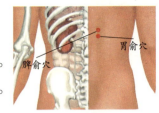

脾俞穴：在第11胸椎棘突下，旁开1.5寸。

胃俞穴：在第12胸椎棘突下，旁开1.5寸。

腹部穴位

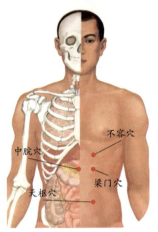

不容穴：在上腹部，脐中上6寸，距前正中线2寸。

中脘穴：脐中央与胸骨体下缘两点之中央（脐中上4寸）即是中脘穴。

梁门穴：在上腹部，脐中上4寸，距前正中线2寸。

天枢穴：在腹中部，距脐中2寸。

下肢穴位

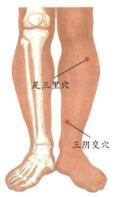

足三里穴：在外膝眼下3寸，用自己的掌心盖住自己的膝盖骨，五指朝下，中指尽处便是足三里穴。

三阴交穴：在小腿内侧，内踝尖上3寸，胫骨内侧缘后方。

胃下垂

胃下垂是指由于膈肌悬力不足，支撑内脏器官韧带松弛，或腹内压降低，腹肌松弛，导致站立时胃大弯抵达盆腔，胃小弯弧线最低点降到髂嵴连线以下的病症。该病常伴有十二指肠球部位置的改变。胃下垂属胃无力症，表现为上腹胀满、食欲缺乏、胃痛、消瘦、乏力、嗳气、恶心、呕吐、肠鸣、胃下坠感等。中医认为，本病虽在胃，但与肝、脾关系密切，中气下陷为本病的基本病机。拔罐可以补中益气，健脾和胃。

方法一

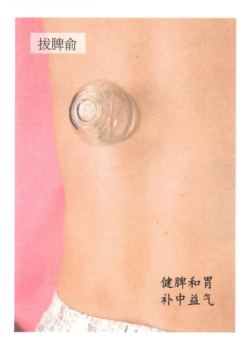

拔脾俞

健脾和胃
补中益气

取合适体位，分别把罐吸拔在脾俞穴、中脘穴、天枢穴、水分穴、气海穴、阳陵泉穴、足三里穴，留罐 10 ~ 15 分钟。这样的治疗隔日 1 次，10 次为 1 个疗程。

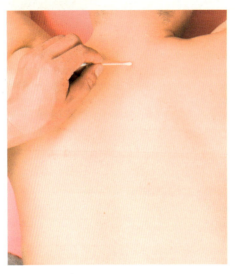

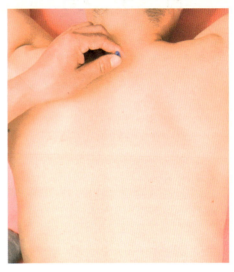

1.取俯卧位，充分暴露背部，对大椎穴、脾俞穴、胃俞穴进行消毒。

2.用三棱针点刺已消毒的穴位，以微微出血为度。

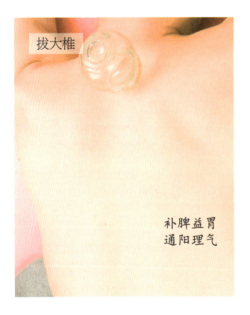

拔大椎

补脾益胃
通阳理气

3. 把罐吸拔在点刺过的穴位上，留罐 10 ~ 15 分钟。对百会穴采用直接拔罐法，不针刺直接把罐吸拔在穴位上，留罐 5 ~ 10 分钟。以上操作隔日 1 次。

头部穴位

百会穴： 在头顶的正中线和两耳尖连线的交点处，也就是在头顶的正中心。

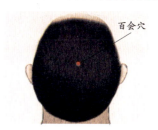

颈背部穴位

大椎穴： 坐位低头，脊柱上方突起的椎骨（第 7 颈椎）下缘凹陷处就是大椎穴。

脾俞穴： 在第 11 胸椎棘突下，旁开 1.5 寸。

胃俞穴： 在第 12 胸椎棘突下，旁开 1.5 寸。

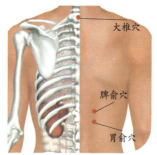

腹部穴位

中脘穴： 脐中央与胸骨体下缘两点之中央（脐中上 4 寸）即是中脘穴。

天枢穴： 在腹中部，距脐中 2 寸。

水分穴： 在上腹部，前正中线上，脐中上 1 寸。

气海穴： 在下腹部，前正中线上，脐中下 1.5 寸。

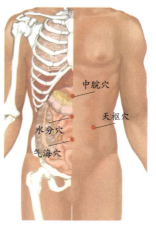

下肢穴位

足三里穴： 在外膝眼下 3 寸，用自己的掌心盖住自己的膝盖骨，五指朝下，中指尽处便是足三里穴。

阳陵泉穴： 在小腿外侧，当腓骨头前下方凹陷处。

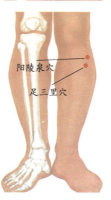

胃炎

　　胃炎是胃黏膜炎症的统称，是一种常见病，可分为急性和慢性两类。急性胃炎常见的为单纯性和糜烂性两种。前者表现为上腹不适、疼痛、厌食和恶心、呕吐；后者以消化道出血为主要表现，有呕血和黑粪现象。中医认为，慢性胃炎多因长期情志不遂，饮食不节，劳逸失常，导致肝气郁结，脾失健运，胃脘失和，日久中气亏虚，从而引发种种症状。拔罐可以补中益气、健脾和胃，改善胃部不适，缓和胃痛，调整消化机能。

方法一

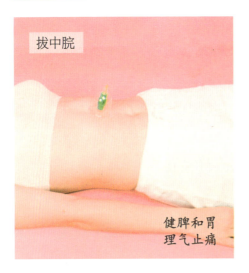

拔中脘

健脾和胃
理气止痛

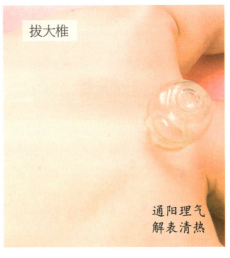

拔大椎

通阳理气
解表清热

　　1.让患者取仰卧位，把罐吸拔在中脘穴、天枢穴、关元穴、内关穴、足三里穴、解溪穴上，留罐10～15分钟。

　　2.取俯卧位，把罐吸拔在大椎穴上，留罐10～15分钟。此法可治疗急性胃炎。但对急性胃炎患者，要待其症状缓解后，才能用拔罐疗辅助治疗。

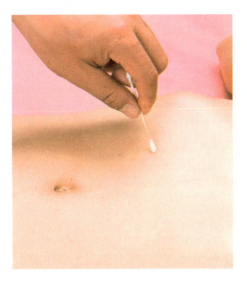

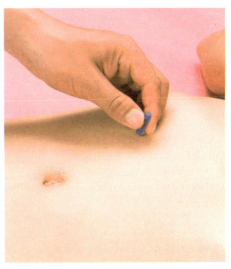

1. 取仰卧位，对中脘穴、梁门穴、足三里穴进行消毒。在操作过程中，要注意保暖，防止患者受凉。

2. 用三棱针轻叩已消毒的穴位皮肤，以微微出血为度。

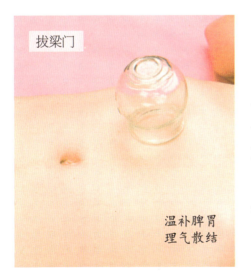

拔梁门

温补脾胃
理气散结

3. 选择大小合适的罐体吸拔在叩刺过的穴位上，留罐 10 ~ 15 分钟。操作结束后，再让患者采取俯卧位，用相同的方法针刺肝俞穴、脾俞穴、胃俞穴，然后再进行拔罐，留罐 10 ~ 15 分钟。

背部穴位

大椎穴： 坐位低头，脊柱上方突起的椎骨（第7颈椎）下缘凹陷处就是大椎穴。

肝俞穴： 在第9胸椎棘突下，旁开1.5寸。

脾俞穴： 在第11胸椎棘突下，旁开1.5寸。

胃俞穴： 在第12胸椎棘突下，旁开1.5寸。

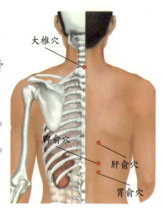

腹部和上肢穴位

中脘穴： 脐中央与胸骨体下缘两点之中央（脐中上4寸）即是中脘穴。

梁门穴： 在上腹部，脐中上4寸，距前正中线2寸。

天枢穴： 在腹中部，距脐中2寸。

关元穴： 在下腹部，前正中线上，脐中下3寸。

内关穴： 仰掌，微屈腕关节，腕横纹上2寸，两条大筋之间即是内关穴。

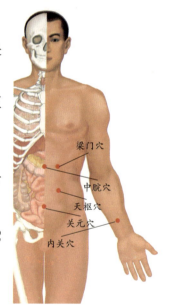

下肢穴位

足三里穴： 在外膝眼下3寸，用自己的掌心盖住自己的膝盖骨，五指朝下，中指尽处便是足三里穴。

解溪穴： 在足背与小腿交界处的横纹中央凹陷中。

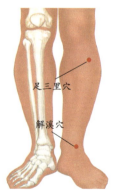

胃痉挛

胃痉挛就是胃部肌肉抽搐，主要表现为上腹痛、呕吐等。患有胃病的患者，如胃部溃疡、胃部受寒、胃炎等都会极容易造成胃痉挛。中医认为胃痉挛的发生多由饮食积滞、寒积肠胃造成。其病在胃和肠，属实证或虚实夹杂之证。患者素体阴虚，又有饮食不节（或不洁）、暴饮暴食、情志失调、肝气郁结之劣习，复感外寒，使寒邪客于胃腑而致气机郁滞，胃失和降。在相关穴位拔罐能够疏通经络，运行气血，有效缓解疼痛。

方法一

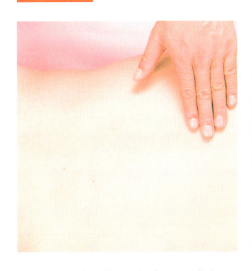 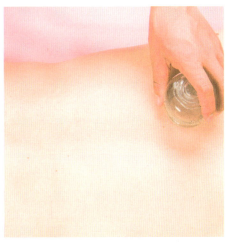

1.取俯卧位，充分暴露背部，在背上和罐口均匀地涂上适量润滑油，防止走罐时划伤皮肤。

2.将罐吸拔在背部，再沿背部脊柱两侧的足太阳膀胱经循行走罐，走罐的重点穴位是肝俞穴、脾俞穴、胃俞穴，上下来回走罐数次，直至局部皮肤潮红。

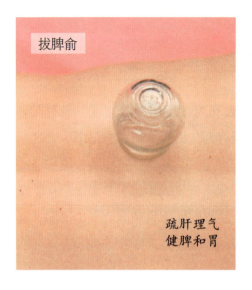

拔脾俞

疏肝理气
健脾和胃

3. 将罐吸拔在肝俞穴、脾俞穴、胃俞穴。留罐 10 分钟。

方法二

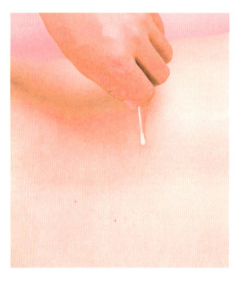

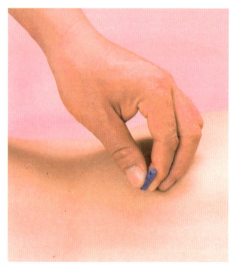

1. 取俯卧位，暴露背部，对肝俞穴、脾俞穴、三焦俞穴进行消毒。

2. 用三棱针轻叩已消毒穴位皮肤，以微微出血为度。

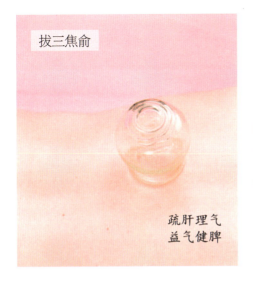

拔三焦俞

疏肝理气
益气健脾

3.迅速把罐吸拔在针刺过的穴位上，留罐 10 ～ 15 分钟。背部拔罐结束后，再让患者采取仰卧位，对中脘穴、关元穴用同样的方法拔罐，留罐 10 ～ 15 分钟。这样的治疗每日 1 次，2 ～ 3 次见效。

腰背部穴位

肝俞穴：在第 9 胸椎棘突下，旁开 1.5 寸。

脾俞穴：在第 11 胸椎棘突下，旁开 1.5 寸。

胃俞穴：在第 12 胸椎棘突下，旁开 1.5 寸。

三焦俞穴：在腰部，第 1 腰椎棘突下，旁开 1.5 寸。

腹部穴位

中脘穴：脐中央与胸骨体下缘两点之中央（脐中上 4 寸）即是中脘穴。

关元穴：在下腹部，前正中线上，脐中下 3 寸。

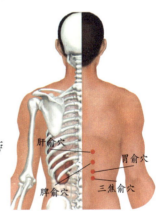

肝俞穴
胃俞穴
脾俞穴
三焦俞穴

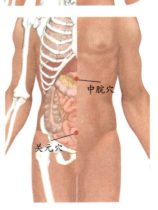

中脘穴

关元穴

溃疡性结肠炎

溃疡性结肠炎是一种慢性非特异性炎症性肠道疾病，发病病因尚不明确，可能与遗传、环境、感染、免疫等多种因素有关。临床上常见的症状为腹痛、腹泻、黏液脓血便、里急后重。疼痛部位多在下腹部或全腹部，排气或排便后疼痛症状可缓解。中医认为，此病多为饮食不洁或起居不慎，而导致脾胃受损，运化失常，酿生湿浊，下注肠道，腑气不利，气血凝滞或夹瘀夹湿，伤及肠腑而引发。在相关穴位拔罐能够调整肠机能，提高机体免疫力，改善症状。

方法一

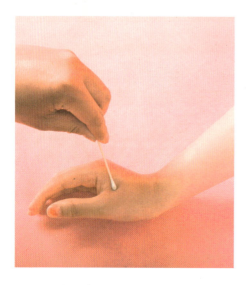 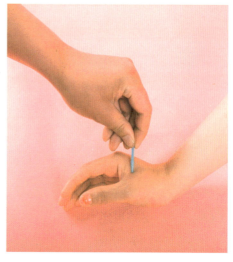

1.取坐位，对天枢穴、合谷穴、足三里穴、上巨虚穴、内庭穴进行消毒。

2.用三棱针轻叩已消毒的穴位，以微微出血为度。

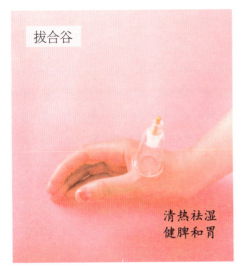

拔合谷

清热祛湿
健脾和胃

3.把罐吸拔在叩刺过的穴位上，留罐 10 ～ 15 分钟。起罐后，要对穴位皮肤进行消毒，以防感染，这样的治疗每日 1 次，3 次为 1 个疗程。此法适用于湿热泄泻型肠炎。

方法二

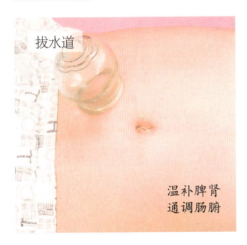

拔水道

温补脾肾
通调肠腑

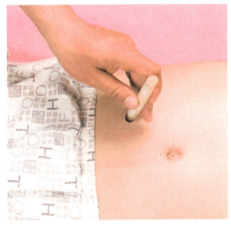

1.让患者取合适体位。分别对三焦俞穴、气海俞穴、大肠俞穴、中脘穴、天枢穴、气海穴、水道穴、足三里穴进行拔罐，各留罐 15 ～ 20 分钟。

2.起罐后，用艾条温灸各穴位，每穴灸 5 分钟。这样的治疗每日 1 次，病愈即止。

背部和手部穴位

三焦俞穴：在腰部，第 1 腰椎棘突下，旁开 1.5 寸。

气海俞穴：在腰部，第 3 腰椎棘突下，旁开 1.5 寸。

大肠俞穴：在腰部，第 4 腰椎棘突下，旁开 1.5 寸。

合谷穴：拇、食指并拢，两指掌骨间有一肌肉隆起，隆起肌肉的顶端就是合谷穴。

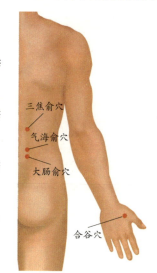

腹部穴位

中脘穴：脐中央与胸骨体下缘两点之中央（脐中上 4 寸）即是中脘穴。

天枢穴：在腹中部，距脐中 2 寸。

气海穴：在下腹部，前正中线上，脐中下 1.5 寸。

水道穴：在下腹部，脐中下 3 寸，距前正中线 2 寸。

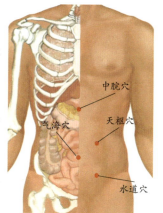

下肢穴位

足三里穴：在外膝眼下 3 寸，用自己的掌心盖住自己的膝盖骨，五指朝下，中指尽处便是足三里穴。

上巨虚穴：在小腿前外侧，当犊鼻下 6 寸，足三里下 3 寸，胫骨前缘外侧一横指。

内庭穴：在足背，当 2、3 趾间，趾蹼缘后方赤白肉际处。

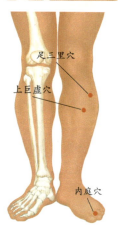

呃逆

呃逆俗称"打嗝"，是指气逆上冲，喉间呃呃连声，声短而频繁，不能自制的一种病症，甚则妨碍谈话、咀嚼、呼吸、睡眠等。呃逆可单独发生，持续数分钟至数小时后不治而愈，但也有个别病例反复发生迁延数月不愈。该病多在寒凉刺激，饮食过急、过饱，情绪激动，疲劳，呼吸过于深频等诱因下引发。中医认为呃逆主要由于饮食不节，正气亏虚，导致胃气上逆所致。在相关穴位拔罐可以和胃降逆，调气理膈，从而缓解症状。

方法一

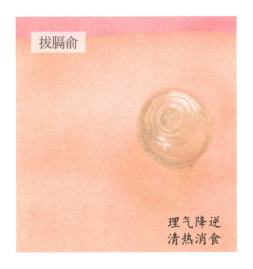

拔膈俞

理气降逆
清热消食

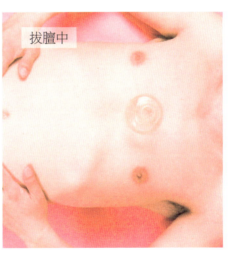

拔膻中

分两组穴位，一组为天宗穴、中脘穴，一组为膈俞穴、膻中穴。把罐吸拔在其中的一组穴位上，留罐15～20分钟。每日1～2次。若患者打嗝不止，就在4个穴位都拔罐。

方法二

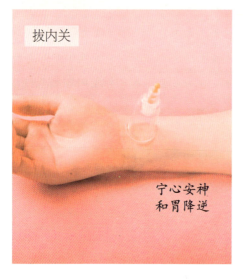

拔内关

宁心安神
和胃降逆

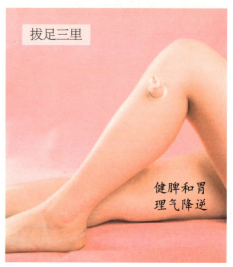

拔足三里

健脾和胃
理气降逆

分两组穴位，一组为膈俞穴、关元穴、中脘穴；一组为内关穴、天宗穴、足三里穴。拔罐时患者任选一组，留罐15～20分钟。每日1次，病重者每日2次。

背部穴位

天宗穴： 在冈下窝中央凹陷处，与第4胸椎相平。

膈俞穴： 在第7胸椎棘突下，旁开1.5寸。

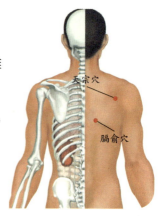

天宗穴

膈俞穴

腹部穴位

膻中穴：位于胸部，前正中线上，两乳头连线的中点。

中脘穴：脐中央与胸骨体下缘两点之中央（脐中上 4 寸）即是中脘穴。

关元穴：在下腹部，前正中线上，脐中下 3 寸。

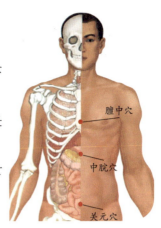

膻中穴
中脘穴
关元穴

上肢穴位

内关穴：仰掌，微屈腕关节，腕横纹上 2 寸，两条大筋之间即是内关穴。

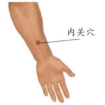

内关穴

下肢穴位

足三里穴：在外膝眼下 3 寸，用自己的掌心盖住自己的膝盖骨，五指朝下，中指尽处便是足三里穴。

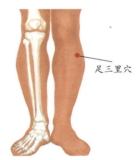

足三里穴

慢性肾炎

慢性肾小球肾炎简称为慢性肾炎，系指以蛋白尿、血尿、高血压、水肿为基本临床表现的一种肾小球病。由于本病的病理类型及病期不同，主要临床表现各不相同，疾病表现呈多样化。中医认为慢性肾炎的主因与寒湿的侵袭有关。寒湿可致身体沉重，腹大胫肿。慢性肾炎的水肿多属阴水虚证的范畴，其因素必与脾肾虚损有关。在相关穴位拔罐可以益肾调经，提高机体抗病能力。

方法一

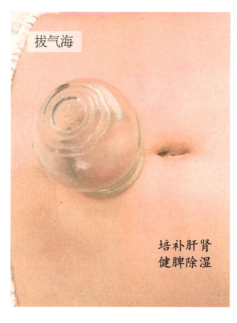

拔气海

培补肝肾
健脾除湿

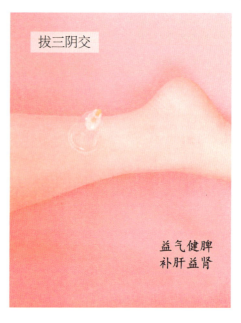

拔三阴交

益气健脾
补肝益肾

取合适的体位，将罐吸拔在天枢穴、气海穴、腰阳关穴、足三里穴、三阴交穴及第 11 ~ 12 胸椎棘突间、第 1 ~ 2 腰椎棘突间。留罐 15 ~ 20 分钟，每日或隔日 1 次。

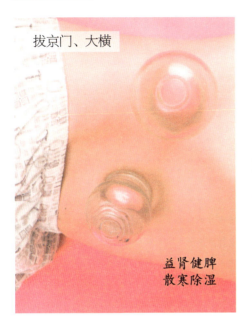

拔京门、大横

益肾健脾
散寒除湿

　　让患者取侧卧位，把罐吸拔在京门穴、大横穴、胃仓穴、志室穴，留罐10分钟。每日1次。

背部穴位

　　胃仓穴：在第12胸椎棘突下，旁开3寸。

　　志室穴：在第2腰椎棘突下，旁开3寸。

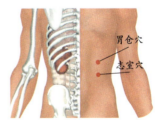

胃仓穴
志室穴

腰部穴位

　　腰阳关穴：在腰部后正中线上，第4腰椎棘突下凹陷中。

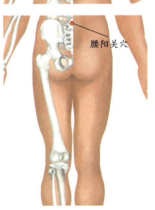

腰阳关穴

腹部穴位

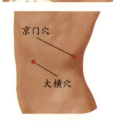

天枢穴： 在腹中部，距脐中 2 寸。

气海穴： 在下腹部，前正中线上，脐中下 1.5 寸。

京门穴： 在第 12 肋游离端的下方。

大横穴： 位于腹中部，距脐中 4 寸。

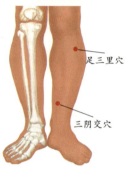

下肢穴位

足三里穴： 在外膝眼下 3 寸，用自己的掌心盖住自己的膝盖骨，五指朝下，中指尽处便是足三里穴。

三阴交穴： 在小腿内侧，内踝尖上 3 寸，胫骨内侧缘后方。

糖尿病

　　糖尿病是一种以高血糖为特征的代谢性疾病。高血糖则是由于胰岛素分泌缺陷或其生物作用受损，或两者兼有引起。临床上早期无症状，至症状期才有多食、多饮、多尿、烦渴、善饥、消瘦或肥胖、疲乏无力等症候群，久病者常伴发心脑血管、肾、眼及神经等病变。拔罐疗法具有机械刺激和温热效应等作用。中医认为，糖尿病的基本病机是阴虚内热，津液不足，病变涉及肺、胃、肾。亦可肺燥、胃热、肾虚同时存在。在相关穴位拔罐能清热润燥，养阴生津。

方法一

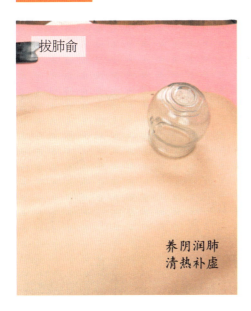

拔肺俞

养阴润肺
清热补虚

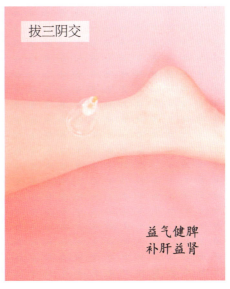

拔三阴交

益气健脾
补肝益肾

　　取坐位或俯卧位，分别在肺俞穴、脾俞穴、三焦俞穴、肾俞穴、足三里穴、三阴交穴、太溪穴拔罐10分钟，每日治疗1次。

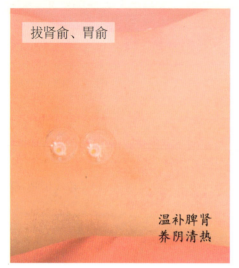

拔肾俞、胃俞

温补脾肾
养阴清热

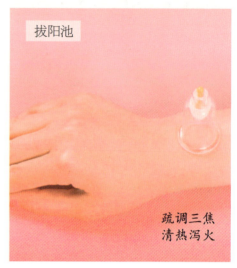

拔阳池

疏调三焦
清热泻火

1.取俯卧位，暴露出背部，然后将罐吸拔在肺俞穴、胃俞穴、肾俞穴、大肠俞穴。拔罐过程中，注意保暖。每次拔罐可选择背部一侧的穴位，下次可选择另一侧。

2.让患者取坐位，以方便舒适为宜。手平伸，在阳池穴拔罐。留罐15～20分钟。每日1次，10次为1个疗程。起罐后，对拔罐部位进行消毒，以免感染。

腰背部穴位

肺俞穴： 在第3胸椎棘突下，旁开1.5寸。

脾俞穴： 在第11胸椎棘突下，旁开1.5寸。

胃俞穴： 在第12胸椎棘突下，旁开1.5寸。

三焦俞穴： 在第1腰椎棘突下，旁开1.5寸。

肾俞穴： 在第2腰椎棘突下（第2腰椎与肚脐平齐），旁开1.5寸。

大肠俞穴： 在第4腰椎棘突下，旁开1.5寸。

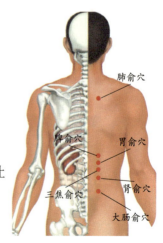

肺俞穴
脾俞穴
胃俞穴
三焦俞穴
肾俞穴
大肠俞穴

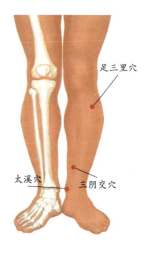

上肢穴位

阳池穴： 在手背侧的腕横纹上，前对中指、无名指的指缝，有压痛。

下肢穴位

足三里穴： 在外膝眼下 3 寸，用自己的掌心盖住自己的膝盖骨，五指朝下，中指尽处便是足三里穴。

三阴交穴： 在小腿内侧，内踝尖上 3 寸，胫骨内侧缘后方。

太溪穴： 在足内侧，内踝尖与跟腱之间的凹陷处。

心绞痛

心绞痛是指由于冠状动脉粥样硬化狭窄导致冠状动脉供血不足，心肌暂时缺血与缺氧所引起的以心前区疼痛为主要临床表现的一种病症。其特点为阵发性的前胸压榨性疼痛感觉，疼痛主要位于胸骨后部，可放射至心前区与左上肢，常发生于劳动或情绪激动时，每次发作3～5分钟。中医认为本病主要是由于各种原因导致的气滞血瘀，痰浊内生，不通则痛而发病。在相关穴位拔罐可以健脾化痰，活血化瘀，疏肝理气，改善相关功能状态。

方法一

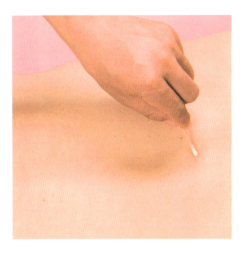 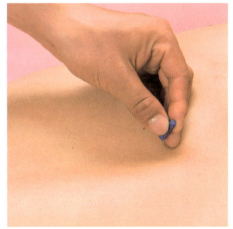

1.当心绞痛发作时，让患者取俯卧位，对至阳穴区域皮肤消毒。

2.穴位皮肤消毒后，用已消毒的三棱针点刺至阳穴，以微微出血为度。施罐者要有一定的针灸知识，以免手法不正确或针刺力度过大，影响治疗。

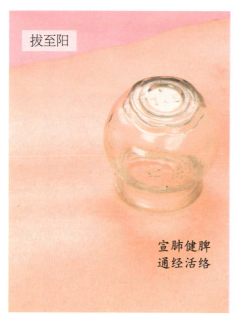

拔至阳

宣肺健脾
通经活络

3.将罐吸拔在至阳穴上，留罐5分钟。疼痛可快速缓解。起罐后，用酒精棉球擦去血迹，适当消毒以防感染。

方法二

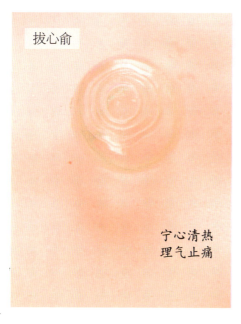

拔心俞

宁心清热
理气止痛

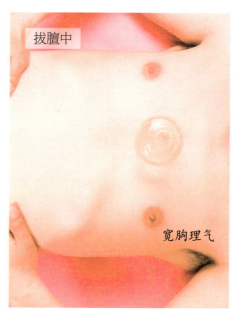

拔膻中

宽胸理气

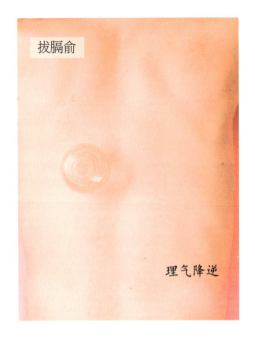

拔膈俞

理气降逆

让患者取坐位、俯卧或仰卧，把罐吸拔在心俞穴、膈俞穴、膻中穴、巨阙穴，留罐10分钟。

腹部穴位

膻中穴：位于胸部，前正中线上，两乳头连线的中点。

巨阙穴：在上腹部，前正中线上，脐中上6寸。

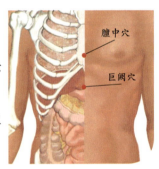

膻中穴

巨阙穴

背部穴位

心俞穴：在第5胸椎棘突下，旁开1.5寸。

至阳穴：在第7胸椎棘突下凹陷中。

膈俞穴：在第7胸椎棘突下，旁开1.5寸。

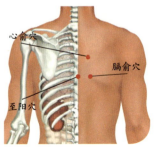

心俞穴

膈俞穴

至阳穴

高血压

　　高血压是以体循环动脉血压增高为主要临床特征，并伴有血管、心、脑、肾等器官病理性改变的全身性疾病。成年人收缩压在140毫米汞柱以上，或舒张压在90毫米汞柱以上，即可确诊为高血压。中医认为高血压病因主要为风、火、痰、虚。高血压的病机与肝阳上亢、痰浊中阻、气血亏虚或血瘀、肾阳不足相关。在相关穴位拔罐可以通畅气血、平肝潜阳、拔除病气、调整人体阴阳平衡、增强人体抗病能力，最后达到扶正祛邪，治疗高血压的目的。

方法一

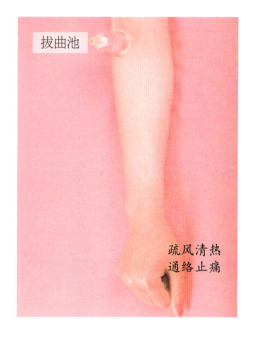

拔曲池

疏风清热
通络止痛

　　取坐位，对风池穴、曲池穴、足三里穴所在部位皮肤进行消毒。把罐吸拔在已消毒的穴位上，留罐10 ~ 15分钟，每日1次。

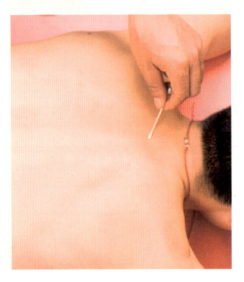

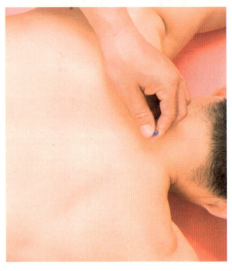

1.取俯卧位，对大椎穴、筋缩穴、肝俞穴所在部位皮肤进行消毒。

2.消毒后，用三棱针或皮肤针叩已消毒的穴位，以略出血为度，叩刺面积要小于罐口。

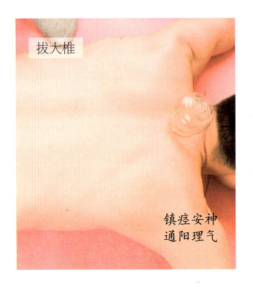

拔大椎

镇痉安神
通阳理气

3.迅速将罐吸拔在叩刺过的穴位上，留罐 10 ～ 15 分钟。起罐后要擦干净血迹，用棉纱布包裹穴位皮肤，以免感染。这样的治疗每日或隔日 1 次。

颈背部穴位

风池穴： 在后头骨下两条大筋外缘凹陷中，与耳垂齐平处。

大椎穴： 坐位低头，脊柱上方突起的椎骨（第7颈椎）下缘凹陷处就是大椎穴。

筋缩穴： 第9胸椎棘突下凹陷中。

肝俞穴： 在第9胸椎棘突下，旁开1.5寸。

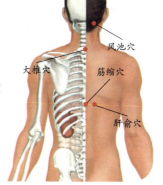

上肢穴位

曲池穴： 在屈肘时，肘横纹外侧端凹陷处。

下肢穴位

足三里穴： 在外膝眼下3寸，用自己的掌心盖住自己的膝盖骨，五指朝下，中指尽处便是足三里穴。

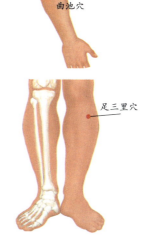

低血压

　　低血压是指收缩压低于90毫米汞柱，舒张压低于60毫米汞柱，常常表现为头晕、倦怠乏力、精神不振、胃寒、四肢不温、抵抗力和免疫力下降，易感冒等的疾病。中医认为低血压多见于脾胃虚弱者，脑力劳动者或心脏脆弱的老年患者，多是气虚阳虚，阴血亏虚或气阴两虚所致。在相关穴位拔罐能促进血液循环，改善脏腑功能。

方法一

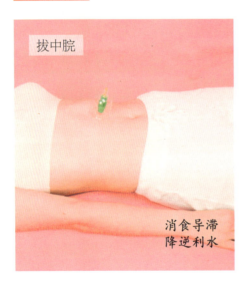

拔中脘

消食导滞
降逆利水

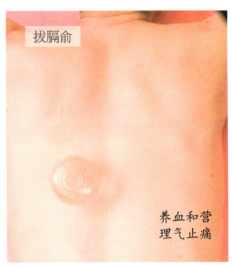

拔膈俞

养血和营
理气止痛

　　1.取坐位或仰卧，把罐吸拔在膻中穴、中脘穴、气海穴、足三里穴、三阴交穴上，留罐10～15分钟。

　　2.取俯卧位，把罐吸拔在膈俞穴、脾俞穴、肾俞穴、关元俞穴、涌泉穴上，留罐10～15分钟。这样的治疗每日1次，7～10次为1个疗程。

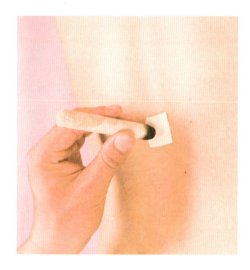

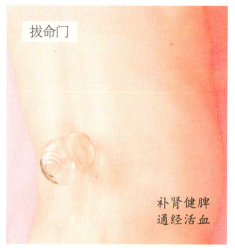

拔命门

补肾健脾
通经活血

1.让患者取坐位，把姜片敷在厥阴俞穴、命门穴、神阙穴、曲池穴、足三里穴上，用艾条隔姜灸2～3分钟，至局部温热。

2.立即把罐吸拔在灸过的穴位上，留罐15～20分钟。每日1次，10次为1个疗程，2个疗程之间间隔7天。

颈背部穴位

厥阴俞穴：在第4胸椎棘突下，旁开1.5寸处。

膈俞穴：在第7胸椎棘突下，旁开1.5寸。

脾俞穴：在第11胸椎棘突下，旁开1.5寸。

命门穴：在腰部，当后正中线与脐水平线交叉点处。

肾俞穴：在第2腰椎棘突下（第2腰椎与肚脐平齐），旁开1.5寸。

关元俞穴：在5腰椎棘突下，旁开1.5寸。

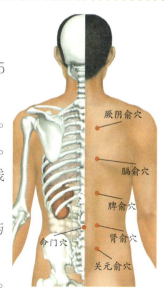

厥阴俞穴
膈俞穴
脾俞穴
命门穴
肾俞穴
关元俞穴

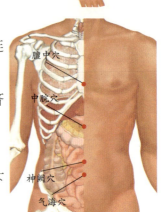

上肢穴位

曲池穴：在屈肘时，肘横纹外侧端凹陷处。

腹部穴位

膻中穴：位于胸部，前正中线上，两乳头连线的中点。

中脘穴：脐中央与胸骨体下缘两点之中央（脐中上 4 寸）即是中脘穴。

神阙穴：在腹中部，脐中央。

气海穴：在下腹部，前正中线上，脐中下1.5 寸。

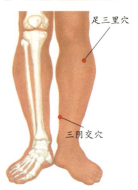

下肢穴位

足三里穴：在外膝眼下 3 寸，用自己的掌心盖住自己的膝盖骨，五指朝下，中指尽处便是足三里穴。

三阴交穴：在小腿内侧，内踝尖上 3 寸，胫骨内侧缘后方。

涌泉穴：涌泉穴位于足底部，卷足时足前部凹陷处。

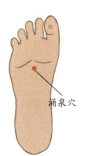

高脂血症

高脂血症主要表现为血脂水平过高，可直接引起一些严重危害人体健康的疾病，如动脉粥样硬化、冠心病、胰腺炎等。高脂血症可分为原发性和继发性两类。原发性与先天性和遗传有关，是单基因或多基因缺陷，使参与脂蛋白转运和代谢的受体、酶或载脂蛋白异常所致，或环境因素和未知的机制而致。继发性多由代谢性紊乱疾病引起。拔罐可疏泄体内湿热，促进体内血液、水液的代谢和循环，促进脂类代谢，从而降低血脂。

方法一

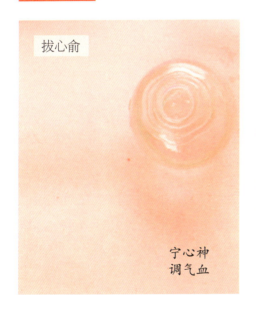

拔心俞

宁心神
调气血

取合适的体位，分别把罐吸拔在肺俞穴、厥阴俞穴、心俞穴、督俞穴、曲池穴、合谷穴、郄门穴、间使穴、内关穴、通里穴、足三里穴、三阴交穴、公孙穴、太冲穴中的 5 ~ 7 个穴位上，留罐 10 分钟。上述治疗每日 1 次。

方法二

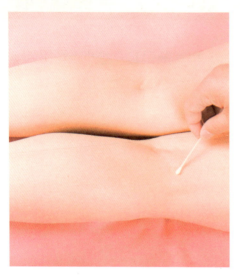

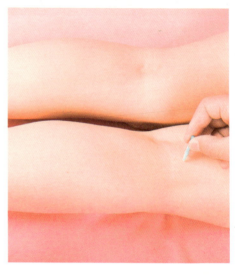

1. 取俯卧位，对曲池穴、委中穴部位皮肤进行消毒。

2. 用消过毒的三棱针点刺已消毒的穴位 3～5 下，以每穴出血 8～10 毫升为度。

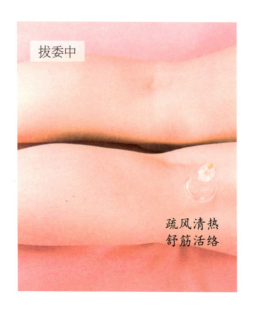

拔委中

疏风清热
舒筋活络

3. 针刺后，把罐拔在点刺过的穴位上，留罐 10～15 分钟。这样的治疗每日 1 次。

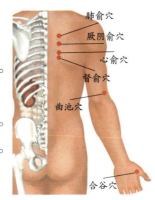

腰背部穴位

肺俞穴：在第3胸椎棘突下，旁开1.5寸。

厥阴俞穴：在第4胸椎棘突下，旁开1.5寸。

心俞穴：在第5胸椎棘突下，旁开1.5寸。

督俞穴：在第6胸椎棘突下，旁开1.5寸。

上肢穴位

郄门穴：伸臂仰掌，于腕横纹中点上5寸，当掌长伸肌腱与桡侧腕屈肌腱之间取之。即内关穴再向上4横指处。

间使穴：仰掌，微屈腕关节，腕横纹上3寸，当两条大筋之间处即是间使穴。

内关穴：仰掌，微屈腕关节，腕横纹上2寸，两条大筋之间即是内关穴。

通里穴：在前臂掌侧，当尺侧腕屈肌腱的桡侧缘，腕横纹上1寸。

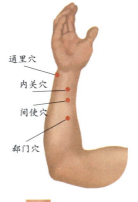

曲池穴：在屈肘时，肘横纹外侧端凹陷处。

合谷穴：拇、食指并拢，两指掌骨间有一肌肉隆起，隆起肌肉的顶端就是合谷穴。

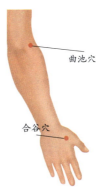

下肢穴位

足三里穴：在外膝眼下3寸，用自己的掌心盖住自己的膝盖骨，五指朝下，中指尽处便是足三里穴。

三阴交穴：在小腿内侧，内踝尖上3寸，胫骨内侧缘后方。

公孙穴： 在第一跖骨底部的前下方，赤白肉际处。

太冲穴： 坐位，在脚背沿着第一趾和第二趾间的横纹向上推，有一凹陷处就是太冲穴。

委中穴： 膝盖里侧中央，腿屈曲时腘横纹的中点。

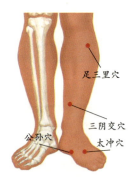

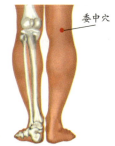

脂肪肝

脂肪肝是指由于各种原因引起的肝细胞内脂肪堆积过多的病变。轻度脂肪肝仅有疲乏感，而多数脂肪肝患者较胖。中、重度脂肪肝有类似慢性肝炎的表现，可有食欲缺乏、乏力、恶心、肝区或右上腹隐痛等。中医认为该病以气滞血瘀为本，以肝胆湿热为标，以饮食不节、情绪不佳、肝失疏泄为诱因，以气滞于内、肝络阻塞、脾失健运、浊邪害清、气血痰瘀互结于胁下为基本病机。在相关穴位拔罐可疏肝利胆，调整脂肪代谢，增强肝脏功能。

方法一

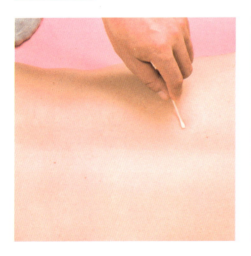 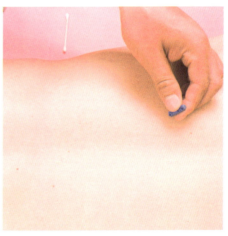

1.取俯卧位，对大椎穴、肝俞穴、脾俞穴部位皮肤进行消毒。也可取至阳穴、期门穴、胆俞穴和第一组穴位交替使用。

2.消毒后，在穴位上用三棱针点刺2～3下，以出血为度。

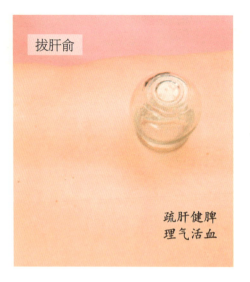

拔肝俞

疏肝健脾
理气活血

3. 每点刺完一个穴位，就把罐迅速吸拔在穴位上，留罐10～15分钟。这样的治疗每日1次，10次为1个疗程。

方法二

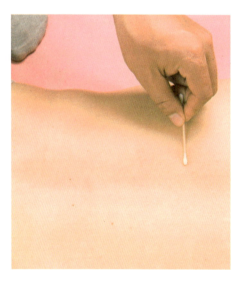

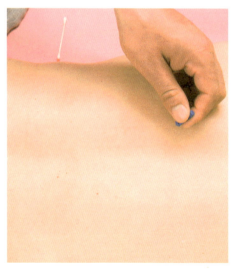

1. 取俯卧位，对脾俞穴、肝俞穴部位皮肤进行消毒。

2. 消毒后，用三棱针点刺选中的穴位，以微微出血为度。

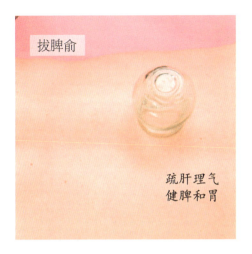

拔脾俞

疏肝理气
健脾和胃

3.把罐吸拔在点刺过的穴位上，留罐 10 ～ 15 分钟。对期门穴和足三里穴用同样的方法拔罐。这样的治疗每日 1 次，10 次为 1 个疗程。

腰背部穴位

大椎穴：坐位低头，脊柱上方突起的椎骨（第 7 颈椎）下缘凹陷处就是大椎穴。

至阳穴：在第 7 胸椎棘突下凹陷中。

肝俞穴：在第 9 胸椎棘突下，旁开 1.5 寸。

胆俞穴：在第 10 胸椎棘突下，旁开 1.5 寸。

脾俞穴：在第 11 胸椎棘突下，旁开 1.5 寸。

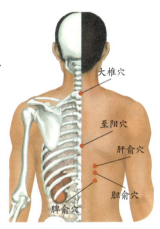

大椎穴
至阳穴
肝俞穴
胆俞穴
脾俞穴

腹部和下肢穴位

期门穴：由胸骨体下缘往下二横指的巨阙穴处划一条与地面平行的直线，然后再从两侧乳头划一条与之垂直的竖线，交点之处便是期门穴。

足三里穴：在外膝眼下 3 寸，用自己的掌心盖住自己的膝盖骨，五指朝下，中指尽处便是足三里穴。

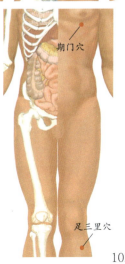

期门穴
足三里穴

慢性胆囊炎

　　慢性胆囊炎系指胆囊慢性炎症性病变，其中慢性结石性胆囊炎占85%～95%，少数为非结石性胆囊炎。本病可由急性胆囊炎反复发作迁延而来，也可慢性起病。临床表现无特异性，常见的是右上腹部或心窝部隐痛，食后饱胀不适，嗳气，进食油腻食物后可有恶心，偶有呕吐。中医认为，慢性胆囊炎多为肝胆郁热、疏泄失常所致。在相应穴位拔罐可以清利肝胆、疏肝行气、调理气机。

方法一

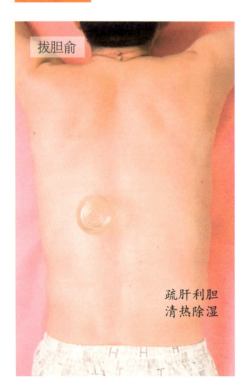

拔胆俞

疏肝利胆
清热除湿

　　让患者采用俯卧位，将大小适中的罐吸拔在胆囊穴、肝俞穴、胆俞穴，留罐15～20分钟，每日治疗1次，10次为1个疗程。

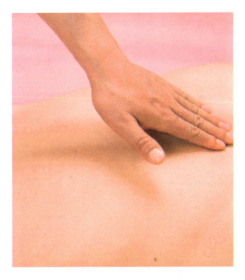

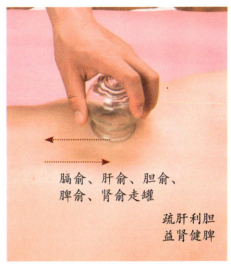

膈俞、肝俞、胆俞、
脾俞、肾俞走罐

疏肝利胆
益肾健脾

1.在背部脊柱两侧涂上润滑油，必要时在罐口也涂上润滑油，以免走罐时划伤皮肤。

2.在背部脊椎两侧的膈俞穴、肝俞穴、胆俞穴、脾俞穴、肾俞穴走罐，以皮肤潮红为度。

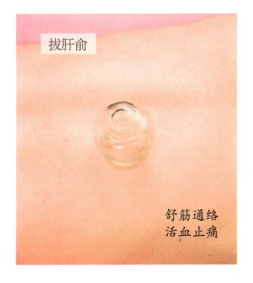

拔肝俞

舒筋通络
活血止痛

3.在背部和下肢压痛点先闪罐7～10次，再留罐15分钟。每日1次，痛止即止。

腰背部穴位

膈俞穴： 在第 7 胸椎棘突下，旁开 1.5 寸。

肝俞穴： 在第 9 胸椎棘突下，旁开 1.5 寸。

胆俞穴： 在第 10 胸椎棘突下，旁开 1.5 寸。

脾俞穴： 在第 11 胸椎棘突下，旁开 1.5 寸。

肾俞穴： 在第 2 腰椎棘突下（第 2 腰椎与肚脐平齐），旁开 1.5 寸。

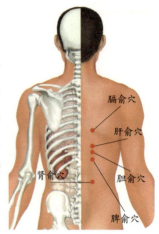

下肢穴位

胆囊穴： 位于小腿外侧上部，腓骨小头前下方凹陷处（阳陵泉）直下 2 寸。

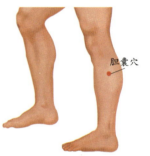

面神经麻痹

面神经麻痹又称为面神经炎、贝尔麻痹、亨特综合征，俗称"面瘫"，是以面部表情肌群运动功能障碍为主要特征的一种常见病。该病的一般症状是口眼歪斜，患者面部往往连最基本的抬眉、闭眼、鼓嘴等动作都无法完成。中医认为本病多是由于脉络空虚，风寒之邪乘虚侵袭阳明，少阳脉络，导致经气阻滞，经脉失养，筋肌纵缓不收而发病。在相关穴位拔罐可以疏散风邪，通络解痉，补足正气。

方法一

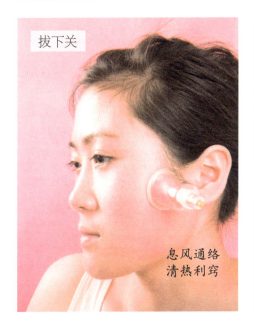

拔下关

息风通络
清热利窍

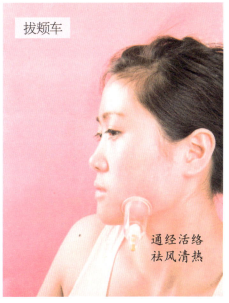

拔颊车

通经活络
祛风清热

取坐位，把罐吸拔在下关穴、颊车穴、风池穴上，留罐10～15分钟，至罐内皮肤充血。

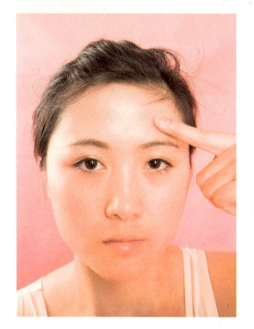

1.让患者取坐位，对阳白穴、太阳穴、四白穴、地仓穴、颊车穴、合谷穴进行按摩，每个穴位按摩2～3分钟。

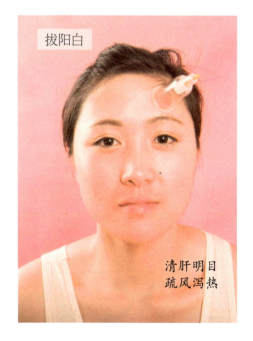

拔阳白

清肝明目
疏风泻热

2.在按摩过的穴位上拔罐，各留15～20分钟。在罐内皮肤充血后即可起罐。这样的治疗每日1次，10次为1个疗程。

头部穴位

阳白穴：位于面部，瞳孔直上方，离眉毛上缘约 1 寸处。

太阳穴：眉梢延长线与目外眦延长线的相交点。

四白穴：在面部，瞳孔直下，当眶下孔凹陷处。

下关穴：在面部，耳前一横指，颧骨与下颌之间的凹陷处，张口时隆起。

地仓穴：在面部，口角外侧，上直对瞳孔。

颊车穴：上下齿用力咬紧，在隆起的咬肌高点处取穴。

风池穴：在后头骨下两条大筋外缘陷窝中，与耳垂齐平处。

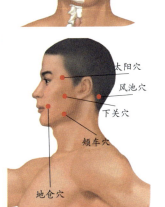

手部穴位

合谷穴：拇、食指并拢，两指掌骨间有一肌肉隆起，隆起肌肉的顶端就是合谷穴。

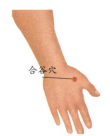

失眠

失眠是以经常不能获得正常睡眠为特征的一种病症。轻者入睡困难，有入睡后易醒，有醒后不能再入睡，亦有时睡时醒等，严重者则整夜不能入睡。长期失眠会严重地影响人们的生活、工作、学习。中医认为失眠即"不寐"，是因为脏腑功能失调，人体阴阳、气血失调造成心神不安，以致经常不易入寐的一种病症。在相关穴位拔罐能够平衡阴阳、调和气血，从而达到治疗的目的。

方法一

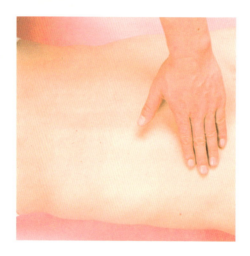 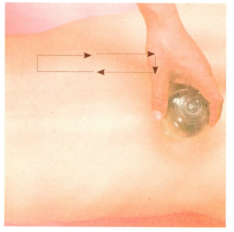

1.取俯卧位，暴露背部，在背部涂满润滑油。以免皮肤太过干燥，走罐时罐体不易移动，拉伤皮肤。

2.选择大小合适的玻璃罐，用闪火法把罐吸拔于背部，来回走罐数次，至皮肤潮红，走罐时手法要轻，以免弄伤皮肤。

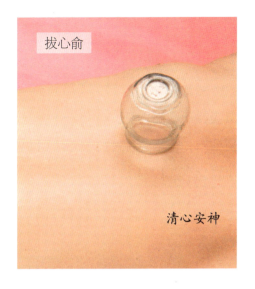

拔心俞

清心安神

3. 走罐结束后，将罐吸拔在心俞穴，留罐 10 ～ 15 分钟。吸拔心俞穴可散发心室之热，滋养心脏。

方法二

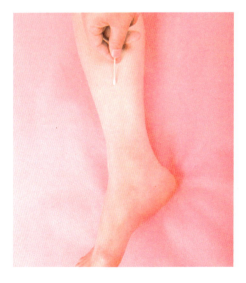

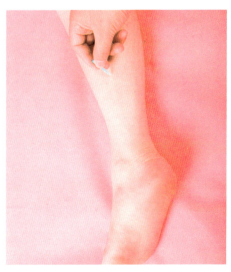

1. 取侧卧位，对神门穴、三阴交穴所在部位皮肤进行消毒。此两处穴位有补益心气，健脾益血之功效。

2. 用三棱针针刺已消毒的穴位，至微微出血。这两处穴位只针刺不拔罐。

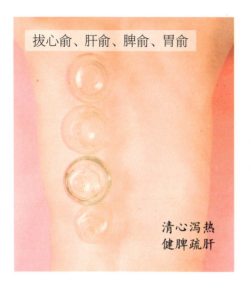

拔心俞、肝俞、脾俞、胃俞

清心泻热
健脾疏肝

3.取俯卧位，将大小适宜的罐具吸拔于心俞穴、肝俞穴、脾俞穴、胃俞穴，留罐20分钟。这样的治疗每日1次，10次为一个疗程。

腰背部穴位

心俞穴： 在第5胸椎棘突下，旁开1.5寸。

肝俞穴： 在第9胸椎棘突下，旁开1.5寸

脾俞穴： 在第11胸椎棘突下，旁开1.5寸。

胃俞穴： 在第12胸椎棘突下，旁开1.5寸。

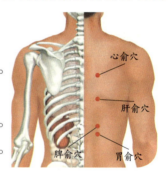

上肢穴位

神门穴： 腕掌侧横纹小指端，尺侧腕屈肌腱桡侧凹陷处，握拳后前臂大筋内侧的位置。

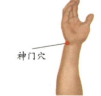

下肢穴位

三阴交穴： 在小腿内侧，内踝尖上3寸，胫骨内侧缘后方。

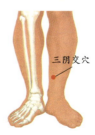

神经衰弱

神经衰弱是由于大脑神经活动长期处于紧张状态，导致大脑兴奋与抑制功能失调而产生的一组以精神易兴奋，脑情绪不稳定等症状为特点的神经功能性障碍。主要表现为精神萎靡、疲乏无力、困倦思睡、头昏脑胀、注意力不集中、记忆力减退、近事遗忘等。中医认为神经衰弱多系心脾两虚或阴虚火旺所致，在相关穴位拔罐可以疏通气血、镇定安神，从而改善症状。

方法一

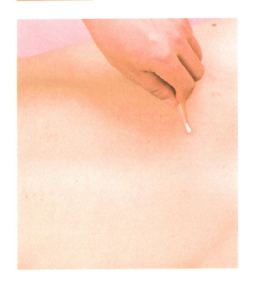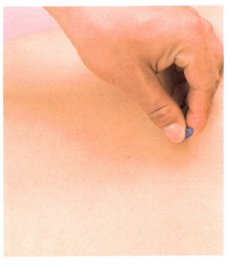

1.取侧卧位，对心俞穴、天枢穴、大横穴、气海穴、足三里穴位皮肤消毒。选择大小合适的玻璃罐，并对其消毒。

2.用毫针针刺已消毒的穴位，待得气后留针。在操作中也要注意，针柄不要过长，以免触及罐底，陷入体内。

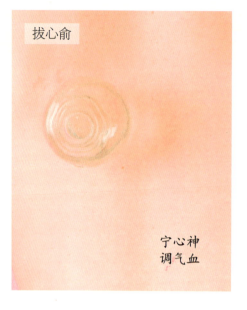

拔心俞

宁心神
调气血

3.将罐吸拔在针刺过的穴位上，留针在罐内，停留 10 ～ 15 分钟。起罐后，将针轻轻拔出。上述操作完毕后，再让患者取俯卧位，用同样的方法对脾俞穴、大肠俞穴拔罐，留罐 10 ～ 15 分钟。这样的治疗每日1次。

方法二

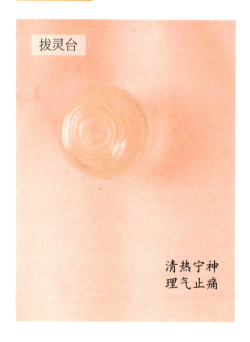

拔灵台

清热宁神
理气止痛

取侧卧位，露出穴位皮肤。把罐吸拔在天枢穴、灵台穴、脾俞穴上，留罐 10 ～ 15 分钟。起罐后对穴位皮肤进行消毒处理，这样的治疗每日1次。

腰背部穴位

心俞穴： 在第 5 胸椎棘突下，旁开 1.5 寸。

灵台穴： 位于后正中线上，第 6 胸椎棘突下凹陷中。

脾俞穴： 在第 11 胸椎棘突下，旁开 1.5 寸。

大肠俞穴： 在腰部，当第 4 腰椎棘突下，旁开 1.5 寸。

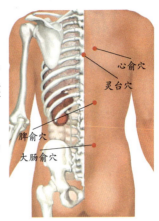

腹部穴位

天枢穴： 在腹中部，距脐中 2 寸。

大横穴： 在腹中部，距脐中 4 寸。

气海穴： 在下腹部，前正中线上，脐中下 1.5 寸。

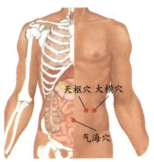

下肢穴位

足三里穴： 在外膝眼下 3 寸，用自己的掌心盖住自己的膝盖骨，五指朝下，中指尽处便是足三里穴。

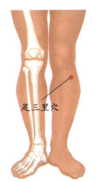

偏头痛

偏头痛是一类有家族发病倾向的周期性发作性疾病。表现为发作性的偏侧搏动性头痛，伴恶心、呕吐等，经一段间歇期后再次发病。在安静、黑暗环境内或睡眠后头痛可缓解。中医认为偏头痛的发病原因主要是感受外邪，情志内伤，饮食不节，久病致瘀的基础上造成肝、脾、肾等脏腑功能失调，风袭脑络，痰浊阻滞，瘀血阻络。在相关穴位拔罐可以祛风散寒、通络止痛、活血化瘀。

方法一

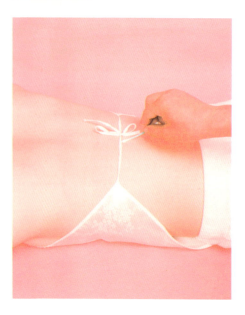

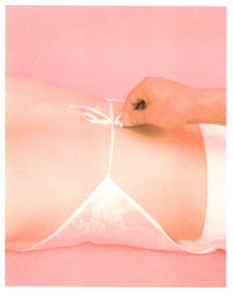

1.取俯卧位，对大椎穴、风门穴、肺俞穴、肝俞穴进行消毒。

2.用毫针针刺已消毒的穴位，得气后留针15分钟。

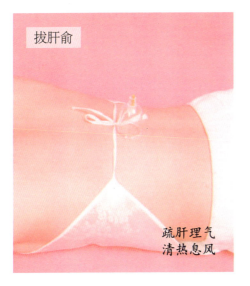

拔肝俞

疏肝理气
清热息风

3.15 分钟后，将针轻轻拔出皮肤，然后将罐吸拔在拔针后的穴位上，留罐 10 ～ 15 分钟。这样的治疗隔日 1 次。

方法二

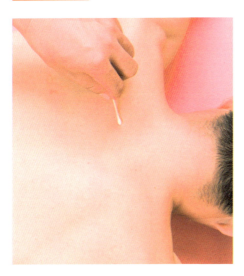

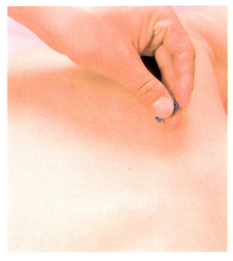

1. 取俯伏位，对风池穴、肝俞穴、太阳穴所在部位皮肤进行消毒。

2. 用三棱针点刺已消毒的穴位，以微微出血为度。若患者体质虚寒，不建议使用刺络拔罐法，直接拔罐即可。

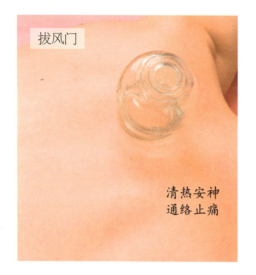

拔风门

清热安神
通络止痛

3.将罐吸拔在点刺过的穴位上。留罐 5 ~ 10 分钟。这样的治疗每日 1 次，5 次为 1 个疗程。

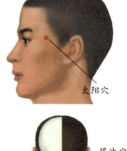

太阳穴

头部穴位

太阳穴：眉梢延长线与目外眦延长线的相交点。

颈背部穴位

风池穴：在后头骨下两条大筋外缘陷窝中，与耳垂齐平处。

大椎穴：坐位低头，脊柱上方突起的椎骨（第 7 颈椎）下缘凹陷处就是大椎穴。

风门穴：在第 2 胸椎棘突下，旁开 1.5 寸。

肺俞穴：在第 3 胸椎棘突下，旁开 1.5 寸。

肝俞穴：在第 9 胸椎棘突下，旁开 1.5 寸。

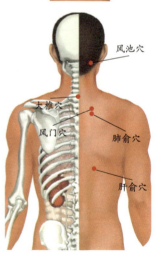

风池穴

大椎穴

风门穴

肺俞穴

肝俞穴

空调病

空调给人们带来舒爽的同时，也带来了一种"疾病"，即空调病，长时间在空调环境下工作学习的人，因空气不流通，环境得不到改善，会出现鼻塞、头昏、打喷嚏、耳鸣、乏力、记忆力减退等症状，以及一些皮肤过敏的症状。中医认为，空调引起的疾病是暑湿内热基础上，风寒之邪束表，闭郁体内，气血瘀滞，使毒素不能排出。在相关穴位拔罐可以宣肺解表，清热健脾化湿，增强机体抵抗力，缓解症状。

方法一

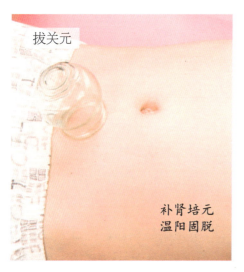

拔关元

补肾培元
温阳固脱

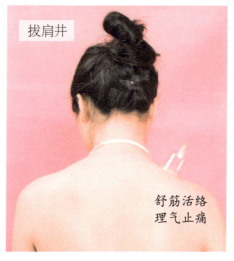

拔肩井

舒筋活络
理气止痛

1.取仰卧位，选择大小适中的罐具，把罐吸拔在印堂穴、太阳穴、中脘穴、梁门穴、气海穴、关元穴、三阴交穴。留罐10～15分钟。

2.让患者取合适体位，把罐吸拔在大椎穴、肩井穴、风门穴、肺俞穴、脾俞穴、胃俞穴。留罐10～15分钟。这样的治疗每日1次，10次为1个疗程。

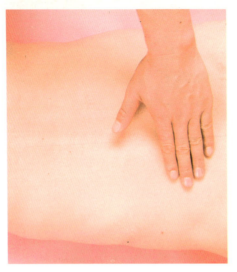

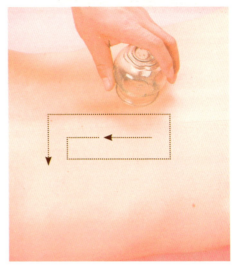

1.取俯卧位，在腰背部涂上适量的润滑油，以防止在走罐时因皮肤干燥而拉伤皮肤。

2.将罐吸拔在背部，然后在背部脊柱正中及两侧经穴循环走罐，直至皮肤潮红。走罐时不可太用力，以免拉伤皮肤。

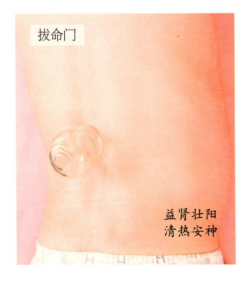

拔命门

益肾壮阳
清热安神

3.走罐结束后，把罐吸拔在命门穴和腰阳关穴，留罐10分钟。起罐后，擦去皮肤上的润滑油，并对走罐部位皮肤进行消毒。

头部和胸腹部穴位

印堂穴： 在额部，两眉头连线的中点。

太阳穴： 眉梢延长线与目外眦延长线的相交点。

中脘穴： 脐中央与胸骨体下缘两点之中央（脐中上 4 寸）即是中脘穴。

梁门穴： 在上腹部，脐中上 4 寸，距前正中线 2 寸。

气海穴： 在下腹部，前正中线上，脐中下 1.5 寸。

关元穴： 在下腹部，前正中线上，脐中下 3 寸。

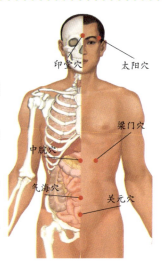

背部穴位

大椎穴： 坐位低头，脊柱上方突起的椎骨（第 7 颈椎）下缘凹陷处就是大椎穴。

肩井穴： 在大椎与肩峰端连线的中点。

风门穴： 在第 2 胸椎棘突下，旁开 1.5 寸。

肺俞穴： 在第 3 胸椎棘突下，旁开 1.5 寸。

脾俞穴： 在第 11 胸椎棘突下，旁开 1.5 寸。

胃俞穴： 在第 12 胸椎棘突下，旁开 1.5 寸。

命门穴： 在腰部，当后正中线与脐水平线交叉点处。

腰阳关穴： 在腰部，当后正中线上，第 4 腰椎棘突下凹陷中。

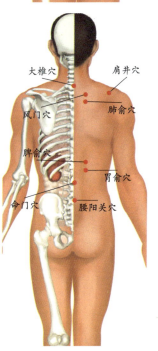

下肢穴位

三阴交穴： 在小腿内侧，内踝尖上 3 寸，胫骨内侧缘后方。

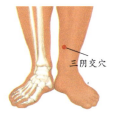

121

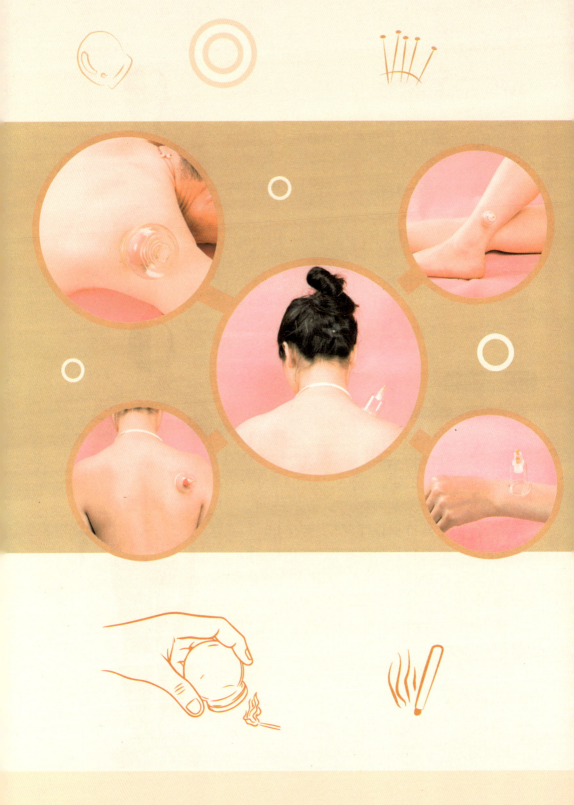

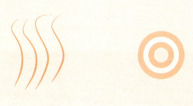

第四章

外科病拔罐，舒筋活络筋骨通

风　寒　暑　湿

落枕

落枕是指急性颈部肌肉痉挛、强直、酸胀、疼痛，头颈转动障碍等，轻者可自行痊愈，重者可迁延数周。可因劳累过度、睡眠时头颈部位置不当、枕头高低软硬不适、风寒湿邪侵袭、外力袭击、肩扛重物等导致。中医认为落枕常为颈筋受挫，气滞血瘀，不通则痛，或素体肝肾亏虚，筋骨萎弱，气血运行不畅，加之夜间沉睡，颈肩外露，感受风寒，气血痹阻，经络不通所致。在相关穴位拔罐可以活血化瘀、疏通经络、祛风散寒。

方法一

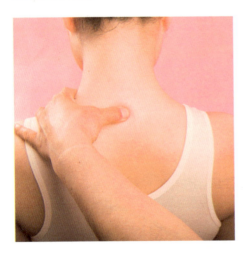

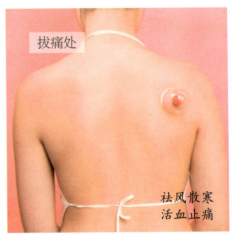

拔痛处

祛风散寒
活血止痛

1. 取坐位，找到患者疼痛处，先在患侧疼痛部位涂上风湿油，或在疼痛部位轻轻揉捏按摩，使肌肤松弛，促进局部血液循环。

2. 把罐吸拔在疼痛处10～15分钟。这样的治疗每日1次。

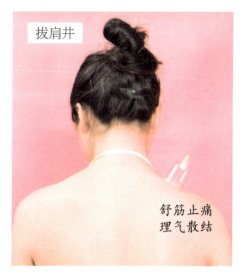

拔肩井

舒筋止痛
理气散结

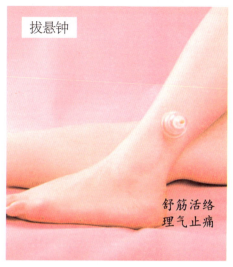

拔悬钟

舒筋活络
理气止痛

取俯卧位，将罐吸拔于大椎穴、肩井穴、悬钟穴、局部压痛点，留罐10 ~ 15分钟。这样的治疗每日1次。

颈背部穴位

大椎穴：坐位低头，脊柱上方突起的椎骨（第7颈椎）下缘凹陷处就是大椎穴。

肩井穴：在大椎与肩峰端连线的中点。

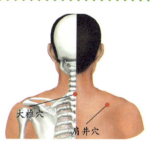

下肢穴位

悬钟穴：在小腿外侧，当外踝尖上3寸，腓骨前缘。

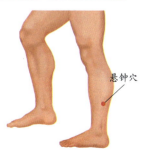

腰椎间盘突出

腰椎间盘突出症主要是因为腰椎间盘各部分（髓核、纤维环及软骨板），有不同程度的退行性改变后，在外力因素的作用下，椎间盘的纤维环破裂，髓核组织从破裂之处突出（或脱出）于后方或椎管内，导致相邻脊神经根遭受刺激或压迫，从而产生腰部疼痛，一侧下肢或双下肢麻木、疼痛等症状。中医认为腰椎间盘突出症是经络不调、气血瘀滞、筋骨失养、血气不通而引起的。在相关穴位拔罐可调和气血，疏通经络，缓解肌肉痉挛，从而改善症状。

方法一

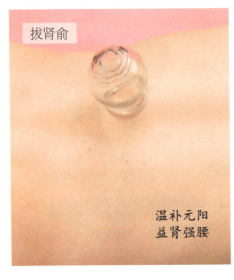

拔肾俞

温补元阳
益肾强腰

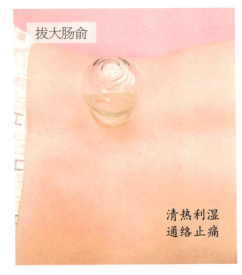

拔大肠俞

清热利湿
通络止痛

取俯卧位，选择适合的罐具，把罐吸拔于腰部压痛点、肾俞穴、大肠俞穴、八髎穴、居髎穴、环跳穴，留罐15～20分钟，每日治疗1次，10次为1个疗程。

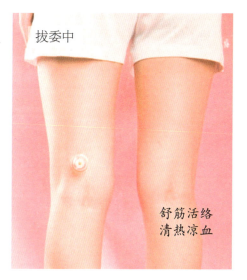

拔委中

舒筋活络
清热凉血

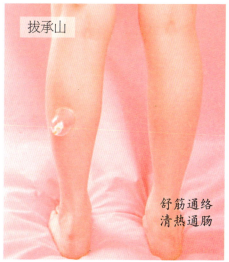

拔承山

舒筋通络
清热通肠

取俯卧位，选择适合的罐具，把罐吸拔于承扶穴、委中穴、承山穴，留罐 15 ~ 20 分钟，每日治疗 1 次，10 为 1 个疗程。

方法二

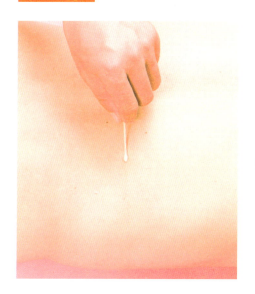

1. 让患者保持俯卧位，先对腰部压痛点进行消毒。

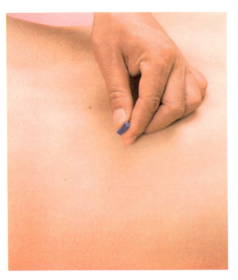

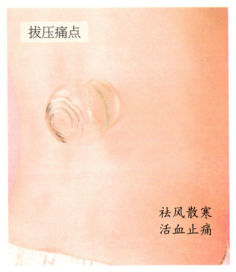

拔压痛点

祛风散寒
活血止痛

2.消毒后，用已消毒的三棱针点刺腰部压痛点，至皮肤点状出血。

3.叩刺后立即拔罐，留罐 15～20 分钟，使拔出少量瘀血，起罐后擦净皮肤上的血液，再涂上龙胆紫药水即可，每日 1 次，5 次为 1 个疗程。

腰部穴位

肾俞穴：在第 2 腰椎棘突下（第 2 腰椎与肚脐平齐），旁开 1.5 寸。

大肠俞穴：在腰部，当第 4 腰椎棘突下，旁开 1.5 寸。

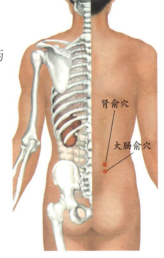

肾俞穴

大肠俞穴

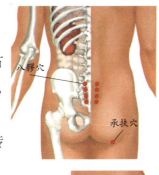

骶部穴位

八髎穴： 上髎、次髎、中髎和下髎，左右共 8 个穴位，分别在第 1、2、3、4 骶后孔中，合称"八髎穴"。

居髎穴： 在髋部，当髂前上棘与股骨大转子最凸点连线的中点处。

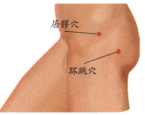

环跳穴： 在骨大转子最高点与骶管裂孔连线的中外 1/3 交点处。

承扶穴： 在大腿后面，臀下横纹的中点。

下肢穴位

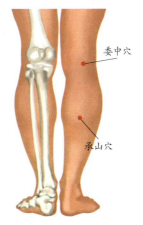

委中穴： 膝盖里侧中央，腿屈曲时腘窝横纹的中点。

承山穴： 小腿后面正中，委中与昆仑之间，当伸直小腿或足跟上提时腓肠肌肌腹下出现尖角凹陷处。

肩周炎

　　肩周炎又称"漏肩风""五十肩""冻结肩"是以肩关节疼痛和活动不便为主要症状的常见病症。肩周炎早期肩关节呈阵发性疼痛，常因天气变化及劳累而诱发，以后逐渐发展为持续性疼痛，并逐渐加重，昼轻夜重，肩关节向各个方向的活动均受限。肩关节可有广泛压痛，并向颈部及肘部放射，还可出现不同程度的三角肌的萎缩。中医认为肩周炎发病与气血不足，外感风寒湿及闪挫劳伤有关。拔罐可疏通气血、祛除湿邪，减少疼痛。

方法一

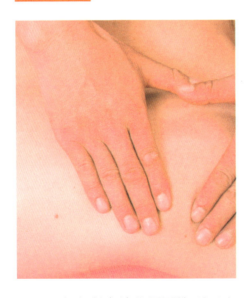

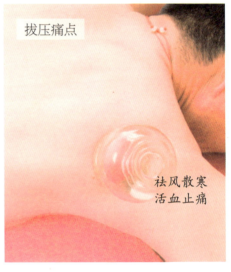

拔压痛点

祛风散寒
活血止痛

　　1.在患者肩关节周围找到压痛点，用掌根或者大拇指按揉压痛点，按揉时力度以患者能耐受为准。

　　2.选择大小合适的罐具，将罐吸拔在压痛点及肩部周围，留罐10～15分钟，以拔出瘀血为度，每日1次，10次为1个疗程。

方法二

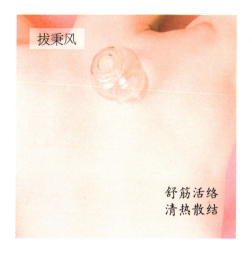

拔秉风

舒筋活络
清热散结

取俯卧位，在秉风穴、曲垣穴、天宗穴、肩贞穴拔罐，留罐10～15分钟。每隔1～2日1次。

方法三

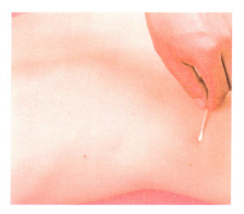

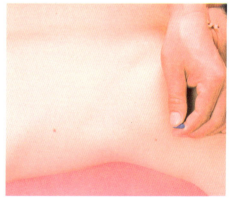

1.让患者取坐位，对天宗穴周围皮肤进行消毒。同样施罐者也要对双手和三棱针进行消毒。

2.消毒后，用双手从天宗穴周围向穴位中心推按，以穴位皮肤发红，血液大量集中为度。用手捏紧天宗穴处皮肤，用三棱针在穴位上刺入1～2分深度（1分约等于3毫米），然后快速将针拔出。

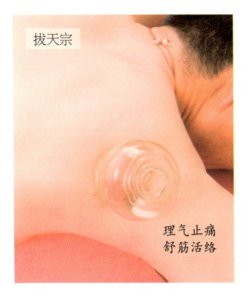

拔天宗

理气止痛
舒筋活络

3.迅速把罐吸拔在天宗穴上。留罐5 ~ 10分钟，使之出血10毫升左右。每3日1次，5次为1个疗程。

背部穴位

曲垣穴：在肩胛部，肩胛冈内侧端上缘凹陷中。

秉风穴：在肩胛部，冈上窝中央，天宗直上，举臂有凹陷处。

天宗穴：在冈下窝中央凹陷处，与第4胸椎相平。

肩贞穴：肩关节后下方，臂内收时，腋后纹头上1寸。

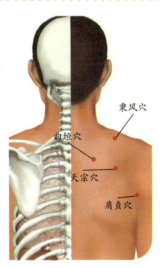

秉风穴
曲垣穴
天宗穴
肩贞穴

颈椎病

颈椎病又称颈椎综合征，是由于颈部长期劳损，颈椎及其周围软组织发生病理改变或骨质增生等，导致颈神经根、颈部脊髓、椎动脉及交感神经受到压迫或刺激而引起的一组复杂的证候群。多因风寒、外伤、劳损等因素造成，一般会出现颈僵，活动受限，一侧或两侧颈、肩、臂出现放射性疼痛，头痛头晕，肩、臂、指麻木，胸闷心悸等症状。拔罐能疏通经络，改善脏腑功能，能有效缓解颈部疼痛，防止颈椎病变。

方法一

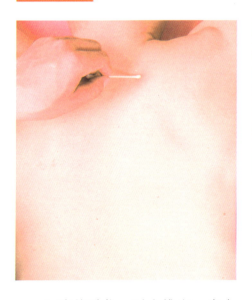 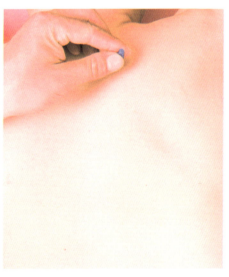

1.取俯卧位，对大椎穴、肩中俞穴、肩外俞穴区域消毒。在拔罐过程中，要保持房间温暖，避免着凉。

2.消毒后，用已消毒的梅花针或三棱针叩刺大椎穴、肩中俞穴、肩外俞穴，至皮肤发红，有少量出血点。

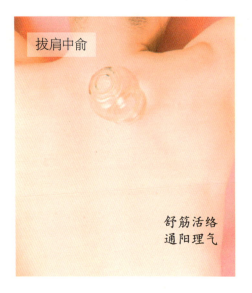

拔肩中俞

舒筋活络
通阳理气

3.把罐拔在相应穴位上，留罐10～15分钟。起罐后，对穴位皮肤进行消毒。这样的治疗每日或隔日1次，10次为1个疗程。

方法二

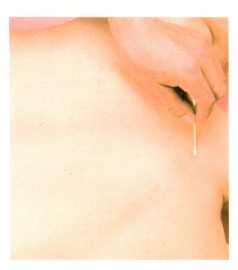

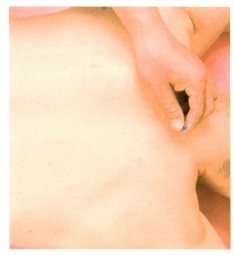

1.让患者采取俯卧位，充分暴露背部，对大椎穴所在部位进行消毒。

2.消毒的梅花针或三棱针扣刺大椎穴，以轻微出血为度。

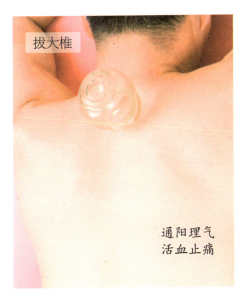

拔大椎

通阳理气
活血止痛

3.吸拔在大椎穴上，留罐10～15分钟，以被拔罐部位充血发紫，并有少量瘀血和黏液拔出为度。这样的治疗每2日1次，10次为1个疗程。

背部穴位

大椎穴：坐位低头，脊柱上方突起的椎骨（第7颈椎）下缘凹陷处就是大椎穴。

肩中俞穴：在第7颈椎棘突下，旁开2寸。

肩外俞穴：在第1胸椎棘突下，旁开3寸。

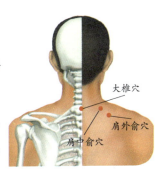

大椎穴

肩外俞穴

肩中俞穴

类风湿关节炎

　　类风湿关节炎是一种以关节病变为主要特征的慢性、全身性免疫系统异常的疾病。早期有游走性的关节疼痛、肿胀和功能障碍，晚期则出现关节僵硬、畸形、肌肉萎缩和功能丧失。本病多发于青壮年人群，女性多于男性，起病缓慢。中医认为，本病属"痹证"范畴。拔罐能使关节周围的风寒湿邪气透于体表而外泄，改善局部的血液循环，加强新陈代谢，从而减轻症状，促进康复。

方法一

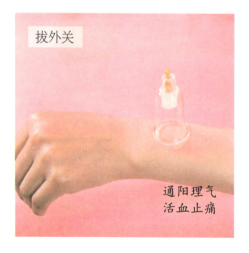

拔外关

通阳理气
活血止痛

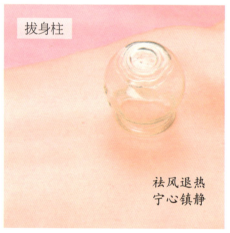

拔身柱

祛风退热
宁心镇静

　　可以拔四组穴位：①大椎穴、膈俞穴、脾俞穴、气海穴、血海穴；②外关穴；③环跳穴、昆仑穴；④身柱穴、腰阳关穴。如果是上肢有病症，就取①②组穴位；如果是下肢有病症，就取①③组穴位；如果是脊柱有病症就取①④组穴位。各穴拔罐后留罐10分钟，每日1次，5次为1个疗程。

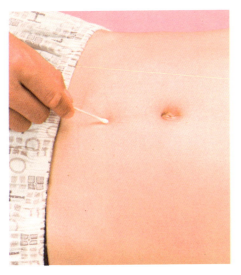

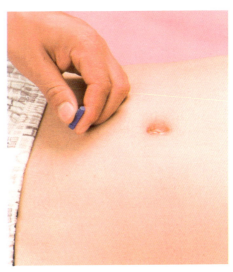

1. 让患者取舒适体位，对关元穴、肾俞穴进行消毒。

2. 用毫针刺入已消毒穴位，得气后留针10分钟左右。

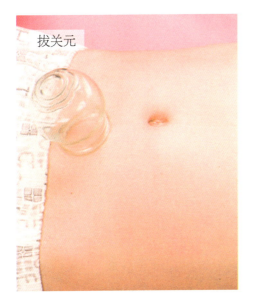

拔关元

3. 出针后，把罐吸拔在针刺过的穴位上。留罐10～15分钟。

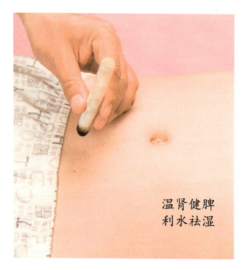

温肾健脾
利水祛湿

4.起罐后，用艾条再熏烤关元穴、肾俞穴10分钟，以皮肤潮红为度。这样的治疗隔日1次，5次为1个疗程。此方法对寒邪引起的类风湿关节炎疗效好。

腰背部和上肢穴位

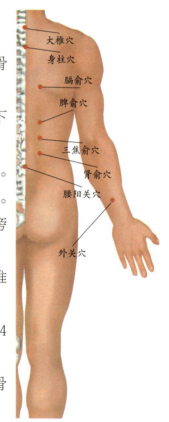

大椎穴：坐位低头，脊柱上方突起的椎骨（第7颈椎）下缘凹陷处就是大椎穴。

身柱穴：位后正中线上，第3胸椎棘突下凹陷中。

膈俞穴：在第7胸椎棘突下，旁开1.5寸。

脾俞穴：在第11胸椎棘突下，旁开1.5寸。

三焦俞穴：在腰部，第1腰椎棘突下，旁开1.5寸。

肾俞穴：在第2腰椎棘突下（第2腰椎与肚脐平齐），旁开1.5寸。

腰阳关穴：在腰部，当后正中线上，第4腰椎棘突下凹陷中。

外关穴：腕背横纹上2寸，在桡骨、尺骨之间的最凹陷处。

大椎穴
身柱穴
膈俞穴
脾俞穴
三焦俞穴
肾俞穴
腰阳关穴
外关穴

气海穴：在下腹部，前正中线上，脐中下1.5寸。

关元穴：在下腹部，前正中线上，脐中下3寸。

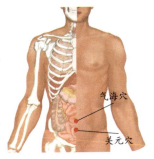

下肢穴位

环跳穴：在股骨大转子最高点与骶管裂孔连线的中外1/3交点处。

血海穴：用力蹬直下肢，髌骨内上缘上约2寸处鼓起之肌肉（股内收肌）的中点即是血海穴。

昆仑穴：在足外侧，当外踝尖与跟腱之间的凹陷处。

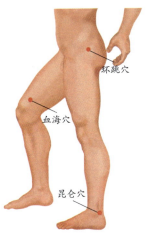

坐骨神经痛

坐骨神经痛以疼痛放射至一侧或双侧臀部、大腿后侧为特征，是由于坐骨神经根受压所致。疼痛可以是锐痛，也可以是钝痛，有刺痛，也有灼痛，可以是间断的，也可以是持续的。通常只发生在身体一侧，可因咳嗽、喷嚏、弯腰、举重物而加重。中医认为坐骨神经痛与肝肾亏虚有关。在相关穴位拔罐可以清热利湿，舒筋活络，散风止痛，有效缓解症状。

方法一

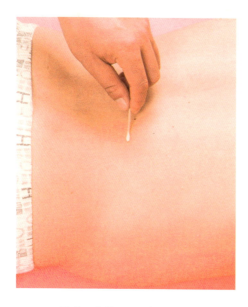

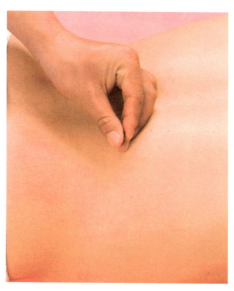

1.取侧卧位，对气海穴、关元俞穴、居髎穴、环跳穴、殷门穴进行消毒。

2.用三棱针在已消毒的穴位上点刺，以皮肤潮红或微微出血为度。

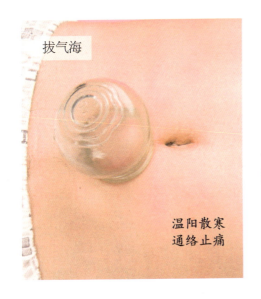

拔气海

温阳散寒
通络止痛

3.将罐吸拔在点刺过的穴位上，留罐10～15分钟。这样的治疗隔日1次。

方法二

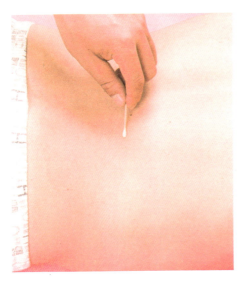

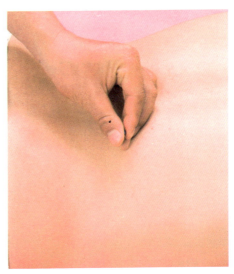

1.让患者取侧卧位，对气海俞穴、环跳穴、殷门穴、关元俞穴、秩边穴、居髎穴进行消毒。

2.把毫针刺入已消毒的穴位中，留针。注意针柄不要过长，以免触及罐底插入体内。

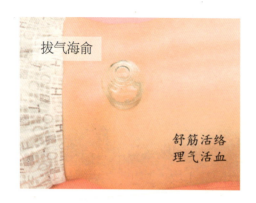
拔气海俞

舒筋活络
理气活血

3.把罐吸拔在留针穴位上。留罐10分钟。

腹部穴位

气海穴： 在下腹部，前正中线上，脐中下1.5寸。

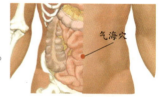
气海穴

腰骶部和下肢穴位

气海俞穴： 在腰部，第3腰椎棘突下，旁开1.5寸。

关元俞穴： 在骶部，第5腰椎棘突下，旁开1.5寸。

秩边穴： 在臀部，平第4骶后孔，骶正中嵴旁开3寸。

殷门穴： 从臀后横纹中点及腘横纹中点的连线之中央往上一横指处即是殷门穴。

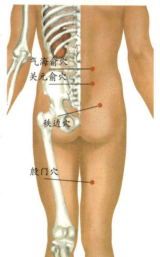
气海俞穴
关元俞穴
秩边穴
殷门穴

下肢穴位

居髎穴： 在髋部，当髂前上棘与股骨大转子最凸点连线的中点处。

环跳穴： 在股骨大转子最高点与骶管裂孔连线的中外1/3交点处，

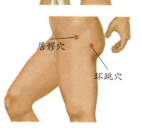
居髎穴
环跳穴

腰肌劳损

腰肌劳损又称慢性腰痛，主要是指腰骶部肌肉、筋膜、韧带等软组织的慢性损伤而引起的慢性疼痛。临床表现为长期、反复发作的腰背疼痛，时轻时重；劳累负重后加剧，卧床休息后减轻；阴雨天加重，晴天减轻。肝肾不足，督脉空虚，经脉失养，风寒湿热邪气内侵，或跌仆损伤是其病因病机所在。在相关穴位拔罐可以活筋通络，软坚散结，畅通气血，对慢性腰肌劳损有很好的防治效果。

方法一

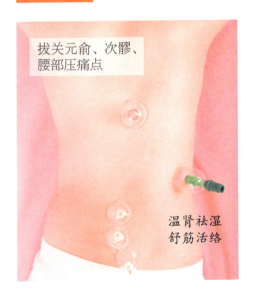

拔关元俞、次髎、腰部压痛点

温肾祛湿舒筋活络

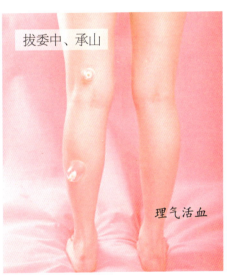

拔委中、承山

理气活血

取合适的体位，将罐吸拔在肾俞穴、关元俞穴、腰阳关穴、次髎穴、委中穴、承山穴、腰部压痛点，留罐 10～15 分钟。这样的治疗每日 1 次。

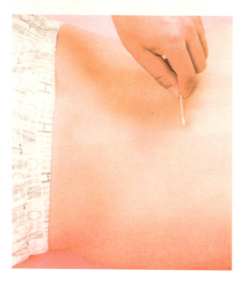 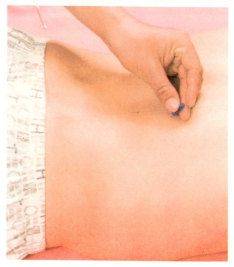

1.取侧卧位，对肾俞穴、委中穴、腰部压痛点进行消毒。

2.用三棱针点刺已消毒的穴位，以微微出血为度。

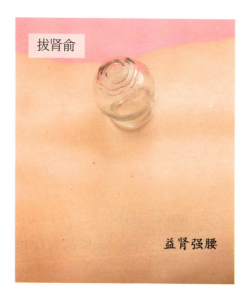

拔肾俞

益肾强腰

3.把罐吸拔在点刺后的穴位上，留罐10～15分钟。起罐后，擦去血迹，并对穴位皮肤进行消毒，以免感染。

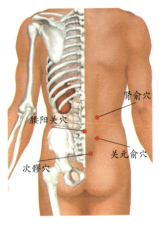

腰骶部穴位

肾俞穴： 在第2腰椎棘突下（第2腰椎与肚脐平齐），旁开1.5寸。

腰阳关穴： 在腰部，当后正中线上，第4腰椎棘突下凹陷中。

关元俞穴： 在5腰椎棘突下，旁开1.5寸。

次髎穴： 在骶区，正对第2骶后孔中。

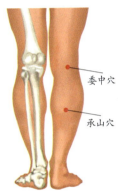

下肢穴位

委中穴： 膝盖里侧中央，腿屈曲时腘窝横纹的中点。

承山穴： 小腿后面正中，委中与昆仑之间，当伸直小腿或足跟上提时腓肠肌肌腹下出现尖角凹陷处。

足跟痛

足跟痛又称脚跟痛，表现为足跟一侧或两侧疼痛，不红不肿，行走不便，是由于足跟的骨质、关节、滑囊、筋膜等处病变引起的疾病。病因与骨质增生、跗骨窦内软组织劳损、跟骨静脉压增高等因素有关。中医认为，足跟痛多属肝肾阴虚、痰湿、血热。肝主筋、肾主骨，肝肾亏虚，筋骨失养，复感风寒湿邪或慢性劳损便导致经络瘀滞，气血运行受阻，使筋骨肌肉失养，从而发为本病。在相关穴位拔罐可以舒筋活血，滋养筋骨，消除足部的疼痛和酸痛。

方法一

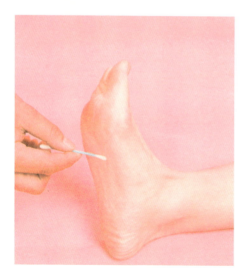 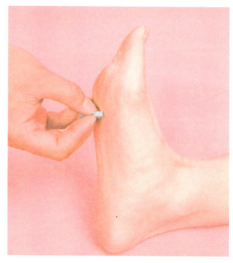

1. 取坐位或仰卧，以方便舒适为宜。对患者的涌泉穴、昆仑穴、太溪穴、照海穴、承山穴和小腿下端右侧压痛点进行消毒。

2. 用三棱针轻叩已消毒的穴位皮肤，以微微出血为度。

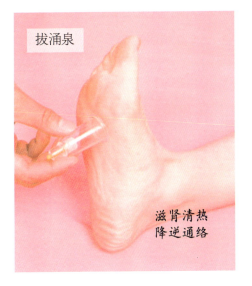

拔涌泉

滋肾清热
降逆通络

3.将罐吸拔在点刺过的穴位上。留罐 10 ～ 15 分钟。这样的治疗每日或隔日 1 次。

方法二

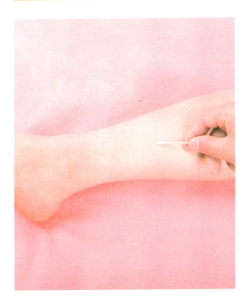

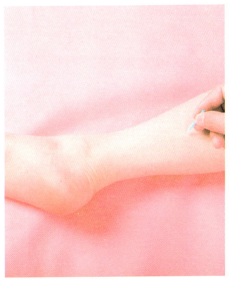

1.取合适体位，对三阴交穴、昆仑穴、太溪穴、照海穴进行消毒。同时，也对毫针进行消毒。

2.用毫针针刺已消毒的各穴，得气后留针 10 分钟。然后把针拔出。

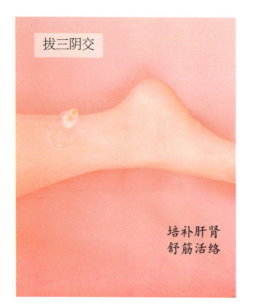

拔三阴交

培补肝肾
舒筋活络

3. 把罐拔在针刺过的穴位上，留罐 10 分钟。起罐后，对穴位皮肤进行消毒。这样的治疗每日 1 次，5 次为 1 个疗程。

下肢穴位

承山穴：小腿后面正中，委中与昆仑之间，当伸直小腿或足跟上提时腓肠肌肌腹下出现尖角凹陷处。

三阴交穴：在小腿内侧，内踝尖上 3 寸，胫骨内侧缘后方。

太溪穴：在足内侧，内踝尖与跟腱之间的凹陷处。

昆仑穴：在足外侧，当外踝尖与跟腱之间的凹陷处。

照海穴：在足内侧，内踝尖下方凹陷处。

涌泉穴：涌泉穴位于足底部，卷足时足前部凹陷处。

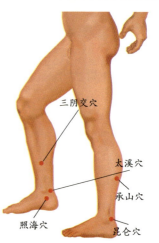

三阴交穴
太溪穴
承山穴
照海穴
昆仑穴

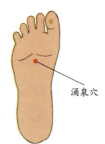

涌泉穴

脱肛

脱肛指直肠壁部分或全层向下移位，或称直肠脱垂。下移的直肠壁在肛管直肠腔内的称内脱垂；下移到肛门外的称为外脱垂。初发时肿物较小，排便时脱出，便后自行复位。后期逐渐发展为肿物脱出渐频，体积增大，便后需用手托回肛门内，伴有排便不尽和下坠感。中医认为脱肛多因气血不足、中气下陷或湿热下注、久泻下痢，以致直肠不能收敛固涩。在相关穴位拔罐可以补气升提，温中祛湿，对脱肛有一定治疗作用。

方法一

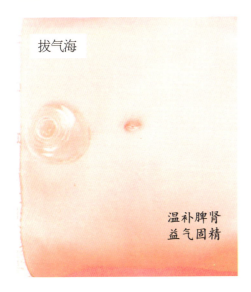

拔气海

温补脾肾
益气固精

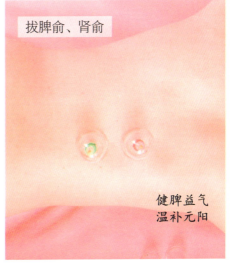

拔脾俞、肾俞

健脾益气
温补元阳

1. 取仰卧位，在气海穴拔罐，留罐 10 ~ 15 分钟，以罐内皮肤充血或拔出瘀血为度。

2. 再让患者取俯卧位，在次髎穴、足三里穴、脾俞穴、肾俞穴拔罐，留罐 10 ~ 15 分钟，起罐后，对拔罐部位进行消毒处理。这样的治疗每日 1 次。

方法二

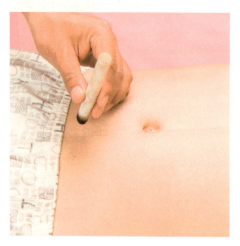

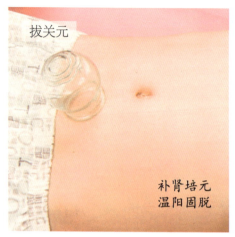

拔关元

补肾培元
温阳固脱

1.取合适的体位，用艾条温灸脾俞穴、大肠俞穴、次髎穴、长强穴、中脘穴、气海穴、关元穴、足三里穴、三阴交穴，每穴灸3分钟左右。

2.将罐吸拔在已灸过的穴位上。留罐 10 ~ 15 分钟，每日 1 次。

腰背部穴位

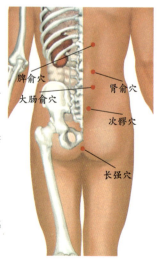

脾俞穴： 在第 11 胸椎棘突下，旁开 1.5 寸。

肾俞穴： 在第 2 腰椎棘突下（第 2 腰椎与肚脐平齐），旁开 1.5 寸。

大肠俞穴： 在腰部，当第 4 腰椎棘突下，旁开 1.5 寸。

次髎穴： 在骶区，正对第 2 骶后孔中。

长强穴： 在尾骨端下，当尾骨端与肛门连线的中点处。

脾俞穴
大肠俞穴
肾俞穴
次髎穴
长强穴

腹部穴位

中脘穴： 在脐中央与胸骨体下缘两点之中央（脐中上4寸）。

气海穴： 在下腹部，前正中线上，脐中下1.5寸。

关元穴： 在下腹部，前正中线上，脐中下3寸。

下肢穴位

足三里穴： 在外膝眼下3寸，用自己的掌心盖住自己的膝盖骨，五指朝下，中指尽处便是足三里穴。

三阴交穴： 在小腿内侧，内踝尖上3寸，胫骨内侧缘后方。

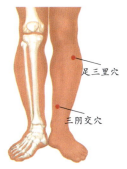

中脘穴

气海穴
关元穴

足三里穴

三阴交穴

急性乳腺炎

　　乳腺炎是指乳腺的急性化脓性感染，是产褥期的常见病，是引起产后发热的原因之一，最常见于哺乳期妇女，尤其是初产妇。此病在哺乳期的任何时间均可发生，而哺乳的开始最为常见。中医认为，乳房为肝胃二经所循，本病多因情志不舒或胃经蕴热，使乳汁瘀滞所致。在相应部位拔罐能够疏肝理气、行气通乳，缓解症状。

方法一

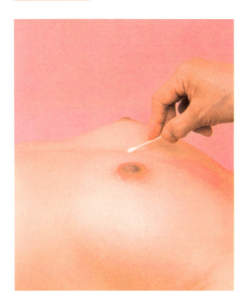 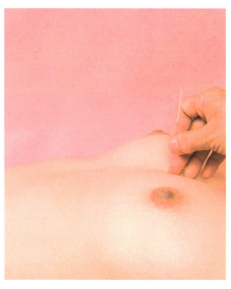

　　1.取仰卧位，对膻中穴所在部位皮肤进行消毒。膻中穴是人体的重要穴位，在膻中穴拔罐不仅能够治疗乳腺炎，还可催乳。

　　2.消毒后，用三棱针对准膻中穴点刺数次，以微微出血为度。

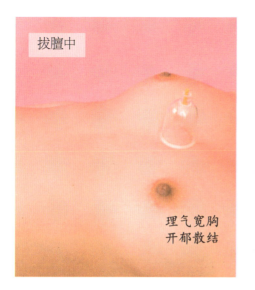

拔膻中

理气宽胸
开郁散结

3. 将小号罐具吸拔在点刺过的穴位上，使其出血 5 ~ 15 毫升。每日 1 次，一般 3 次即可痊愈。

方法二

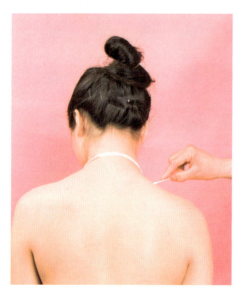

1. 取坐位，对肩井穴、乳根穴所在部位皮肤进行消毒。

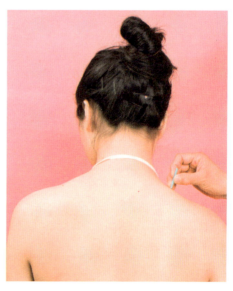

2. 用三棱针对已消毒的穴位点刺，以微微出血为度。

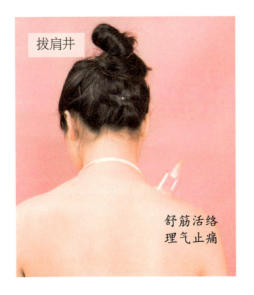

拔肩井

舒筋活络
理气止痛

3.将罐吸拔在点刺过的穴位上，留罐15分钟。这样的治疗每日1次。

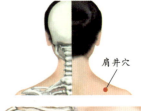

肩井穴

背部穴位

肩井穴：在大椎与肩峰端连线的中点。

胸部穴位

膻中穴：位于胸部，前正中线上，两乳头连线的中点。

乳根穴：当乳头直下，乳房根部，第5肋间隙，距前正中线4寸。

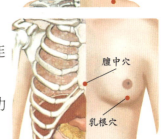

膻中穴

乳根穴

乳腺增生

乳腺增生是指乳腺上皮和纤维组织增生，乳腺组织导管和乳腺小叶在结构上的退行性病变及结缔组织的进行性生长，其发病原因主要是内分泌失调。乳腺增生是女性最常见的乳房疾病，多发于30～50岁女性。主要症状为乳房疼痛及乳房肿块，且多与月经周期情志变化，劳累过度等因素有关，或伴乳头痛、乳头溢液等。中医认为乳腺小叶增生系肝气郁结，与情绪不快、情志抑郁等因素有关。在相应穴位拔罐能够疏肝理气、滋养腑脏，缓解症状。

方法一

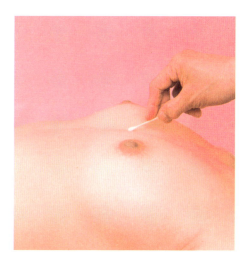

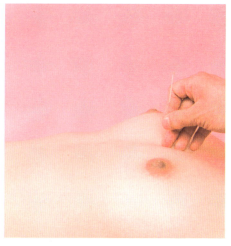

1. 取仰卧位，对膺窗穴、膻中穴、乳根穴所在部位皮肤进行消毒。有出血倾向的人不可使用刺络拔罐法。

2. 用三棱针点刺已消毒的穴位数次，以微微出血为度。点刺的力度要把握准确，以免太深或太浅，影响治疗。

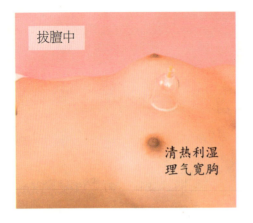

拔膻中

清热利湿
理气宽胸

3.将罐吸拔在点刺过的穴位上，留罐10～15分钟。这样的治疗每周2～3次，10次为1个疗程。

方法二

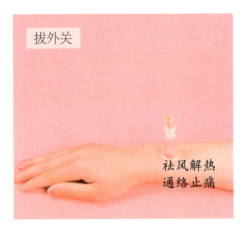

拔外关

祛风解热
通络止痛

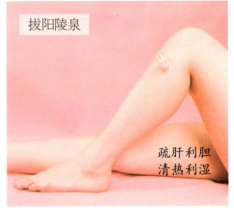

拔阳陵泉

疏肝利胆
清热利湿

1.取俯卧位或坐位，将罐吸拔在肩井穴、天宗穴、肝俞穴、外关穴，留罐10～15分钟。

2.让患者取坐位或仰卧，以方便舒适为宜。将罐吸拔在库房穴、膺窗穴、膻中穴、乳根穴、期门穴、阳陵泉穴、丰隆穴，留罐10～15分钟。每日1次。上述穴位可根据患者的体质选择其中的5～6个拔罐，每次拔罐交替使用上述穴位。

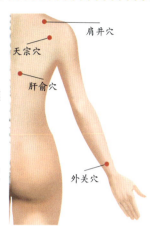

背部和上肢穴位

肩井穴： 在大椎与肩峰端连线的中点。

天宗穴： 在冈下窝中央凹陷处，与第4胸椎相平。

肝俞穴： 在第9胸椎棘突下，旁开1.5寸。

外关穴： 腕背横纹上2寸，在桡骨、尺骨之间的最凹陷处。

胸腹部穴位

库房穴： 在胸部，当第1肋间隙，距前正中线4寸。

膺窗穴： 在胸部，当第3肋间隙，距前正中线4寸。

膻中穴： 位于胸部，前正中线上，两乳头连线的中点。

乳根穴： 当乳头直下，乳房根部，第5肋间隙，距前正中线4寸。

期门穴： 由胸骨体下缘往下2横指的巨阙穴处划一条与地面平行的直线，然后再从两侧乳头划一条与之垂直的竖线，交点之处便是期门穴。

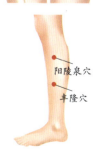

下肢穴位

阳陵泉穴： 在小腿外侧，当腓骨头前下方凹陷处。

丰隆穴： 在外踝尖上8寸，胫骨前嵴外2个中指宽的部位。

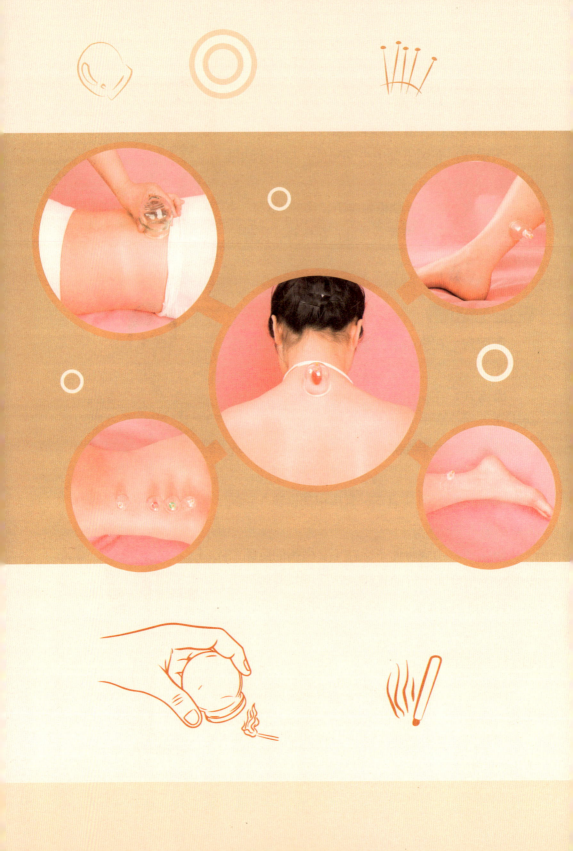

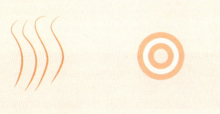

第五章

妇科、男科病拔罐，固本培元烦恼无

风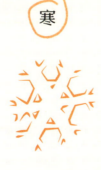

寒

暑

湿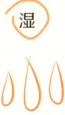

遗精

遗精是指无性交而精液自行外泄的一种男性疾病。有梦而精液外泄者为梦遗；无梦而精液外泄者为滑精。在未婚男青年中80%～90%的人有遗精现象，一般一周不超过1次属正常的生理现象；如果一周数次或一日数次，并伴有精神萎靡、腰酸腿软、心慌气喘，则属于病理性。中医认为遗精的病位在心、肝、肾；病因为脏虚、湿热、痰火、瘀血；基本病机为脏虚失固，邪扰精室。在相关穴位拔罐可以祛除病邪、补肾固封，从而达到治疗的目的。

方法一

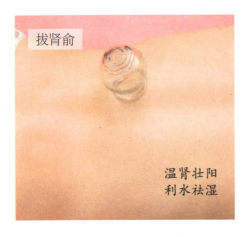

拔肾俞

温肾壮阳
利水祛湿

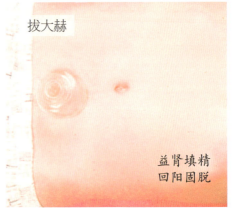

拔大赫

益肾填精
回阳固脱

1.取俯卧位，在背部的肾俞穴、八髎穴拔罐，分别留罐10分钟。注意观察罐内皮肤变化，等罐内皮肤充血或拔出瘀血时即可起罐。

2.背部拔罐完毕后，再让患者取仰卧位，在关元穴、大赫穴、内关穴、神门穴、足三里穴、太溪穴拔罐，留罐10分钟。这样的治疗每日1次。

方法二

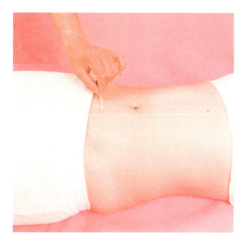
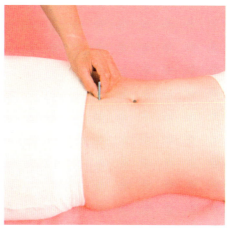

取仰卧位，对关元穴、足三里穴、三阴交穴所在部位皮肤进行消毒。用三棱针叩击已消毒的穴位皮肤。

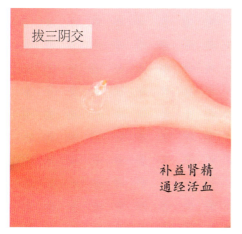

拔三阴交

补益肾精
通经活血

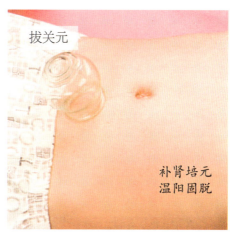

拔关元

补肾培元
温阳固脱

把罐吸拔在针刺过的穴位上，留罐 10 ～ 15 分钟。同理，让患者取俯卧位，用刺络拔罐法对肾俞穴、志室穴、腰阳关穴、关元俞穴进行拔罐。这样的治疗每日或隔日 1 次。

161

腹部和上肢穴位

关元穴： 在下腹部，前正中线上，脐中下3寸。

大赫穴： 在下腹部，脐中下4寸，前正中线旁开0.5寸。

内关穴： 仰掌，微屈腕关节，腕横纹上2寸，两条大筋之间即是内关穴。

神门穴： 腕掌侧横纹小指端，尺侧腕屈肌腱桡侧凹陷处，握拳后前臂大筋内侧的位置。

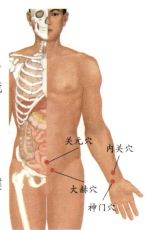

腰骶部穴位

肾俞穴： 在第2腰椎棘突下（第2腰椎与肚脐平齐），旁开1.5寸。

志室穴： 在第2腰椎棘突下，旁开3寸。

腰阳关穴： 在腰部，当后正中线上，第4腰椎棘突下凹陷中。

关元俞穴： 在5腰椎棘突下，旁开1.5寸。

八髎穴： 上髎、次髎、中髎和下髎，左右共8个穴位，分别在第1、2、3、4骶后孔中，合称"八髎穴"。

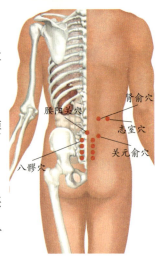

下肢穴位

足三里穴： 在外膝眼下3寸，用自己的掌心盖住自己的膝盖骨，五指朝下，中指尽处便是足三里穴。

三阴交穴： 在小腿内侧，内踝尖上3寸，胫骨内侧缘后方。

太溪穴： 在足内侧，内踝尖与跟腱之间的凹陷处。

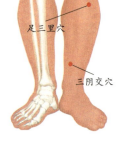

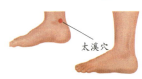

阳痿

阳痿是指成年男子阴茎不能勃起或勃起不坚，不能进行正常性生活的一种疾病。少数患者由器质性病变引起，如生殖器畸形、损伤及睾丸的病症；大多数患者由精神、心理、神经功能、不良嗜好、慢性疾病等因素致病。本病大体可分为虚证阳痿及实证阳痿。中医认为，阳痿是因男性阴阳平衡失调，从而出现的阴茎不能勃起，或勃起不坚，或坚而不持久，以致不能完成性交的一种疾病。在相关穴位拔罐可以疏通经络、滋养肾脏，从而治疗疾病。

方法一

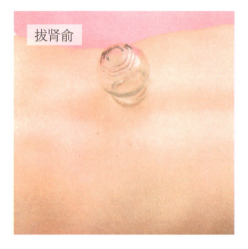

拔肾俞

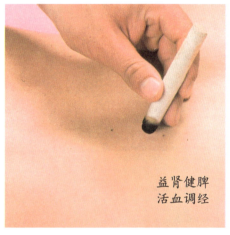

益肾健脾
活血调经

1.取俯卧位，把罐吸拔在肾俞穴上，留罐10～15分钟。

2.起罐后用艾条温灸肾俞穴10～15分钟。以皮肤有温热感为宜。同理，对气海穴、关元穴、三阴交穴进行同样的操作。这样的治疗每日1次，7次为1个疗程。

163

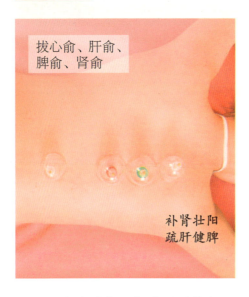

拔心俞、肝俞、脾俞、肾俞

补肾壮阳
疏肝健脾

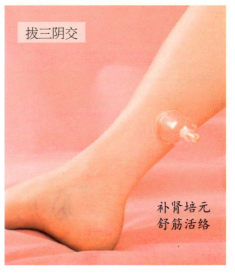

拔三阴交

补肾培元
舒筋活络

1.取俯卧位，充分暴露背部，把罐吸拔在心俞穴、肝俞穴、脾俞穴、肾俞穴、次髎穴，留罐10～15分钟。

2.再取合适的体位，在关元穴、大赫穴、曲泉穴、三阴交穴、复溜穴拔罐，留罐10～15分钟。这样的治疗每日1次，10次为1个疗程。

背腰骶部穴位

心俞穴：在第5胸椎棘突下，旁开1.5寸。

肝俞穴：在第9胸椎棘突下，旁开1.5寸。

脾俞穴：在第11胸椎棘突下，旁开1.5寸。

肾俞穴：在第2腰椎棘突下（第2腰椎与肚脐平齐），旁开1.5寸。

次髎穴：在骶区，正对第2骶后孔中。

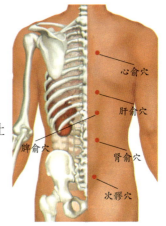

心俞穴
肝俞穴
脾俞穴
肾俞穴
次髎穴

腹部穴位

气海穴: 在下腹部,前正中线上,脐中下 1.5 寸。

关元穴: 在下腹部,前正中线上,脐中下 3 寸。

大赫穴: 在下腹部,脐中下 4 寸,前正中线旁开 0.5 寸。

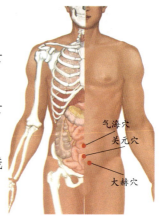

下肢穴位

曲泉穴: 屈膝时,膝内侧横纹端上方凹陷中。

三阴交穴: 在小腿内侧,内踝尖上 3 寸,胫骨内侧缘后方。

复溜穴: 内踝尖与跟腱连线中点(即太溪穴)上 2 寸即是复溜穴。

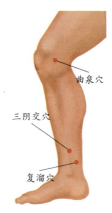

前列腺炎

前列腺炎是男性生殖系统的常见病。只有少数患者有急性病史，多表现为慢性、复发性经过。慢性前列腺炎有排尿延迟、尿后滴尿或滴出白色前列腺液、遗精、早泄、阳痿等症状。中医认为此病是因体内有寒积、热积、气积、血瘀等毒素长期蕴结，导致生理功能无法正常运转而发病。在相关穴位拔罐可以疏通经络、滋养肾脏，从而治疗疾病。

方法一

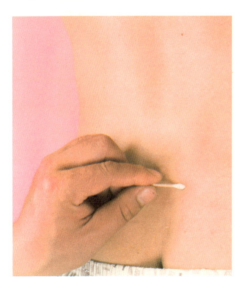 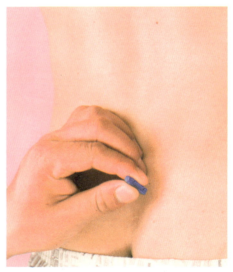

1.取俯卧位，对八髎穴区域皮肤进行消毒。

2.消毒后，用三棱针点刺这八个穴位，使其微微出血。同时，施针者要安抚患者情绪，以免患者过于紧张，影响治疗。

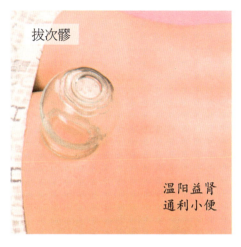

拔次髎

温阳益肾
通利小便

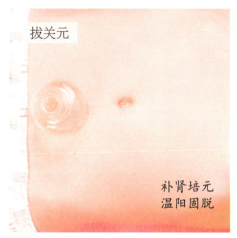

拔关元

补肾培元
温阳固脱

3. 针刺后，选择大小合适的罐具，吸拔在八髎穴上，留罐 5 分钟。

4. 操作结束后，再取仰卧位，用同样的方法拔关元穴、阴陵泉穴、三阴交穴，留罐 10 ～ 15 分钟。这样的治疗每日 1 次，10 次为 1 个疗程。

方法二

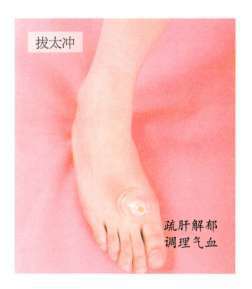

拔太冲

疏肝解郁
调理气血

1. 让患者取坐位或仰卧，以方便舒适为宜。把罐吸拔在关元穴、中极穴、阴陵泉穴、三阴交穴、太冲穴上，留罐 10 ～ 15 分钟。

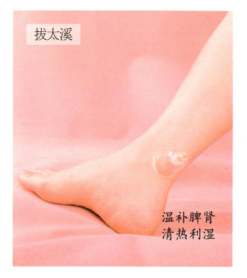

拔太溪

温补脾肾
清热利湿

2.操作结束后，再让患者取合适体位，把罐吸拔在肾俞穴、膀胱俞穴、太溪穴，留罐10~15分钟。起罐后，对穴位皮肤进行消毒。这样的治疗每日或隔日1次。

腹部穴位

关元穴：在下腹部，前正中线上，脐中下3寸。

中极穴：在下腹部，前正中线上，脐中下4寸。

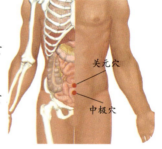

关元穴

中极穴

腰骶部穴位

肾俞穴：在第2腰椎棘突下（第2腰椎与肚脐平齐），旁开1.5寸。

膀胱俞穴：骶正中嵴旁1.5寸，平第2骶后孔。

八髎穴：上髎、次髎、中髎和下髎，左右共8个穴位，分别在第1、2、3、4骶后孔中，合称"八髎穴"。

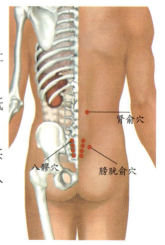

肾俞穴

八髎穴

膀胱俞穴

下肢穴位

三阴交穴： 在小腿内侧，内踝尖上3寸，胫骨内侧缘后方。

阴陵泉穴： 坐位，用拇指沿小腿内侧骨内缘由下往上推，至拇指抵膝关节下时，胫骨向内上弯曲之凹陷即是阴陵泉穴。

太溪穴： 在足内侧，内踝尖与跟腱之间的凹陷处。

太冲穴： 坐位，在脚背沿着第一趾和第二趾间的横纹向上推，有一凹陷处就是太冲穴。

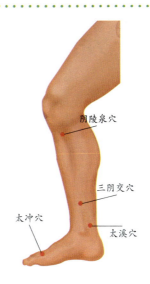

阴陵泉穴

三阴交穴

太冲穴

太溪穴

痛经

痛经也称行经腹痛，是指妇女在行经前后或正值行经期间，小腹及腰部疼痛，甚至剧痛难忍，常伴有面色苍白，头面冷汗淋漓，手足厥冷，泛恶呕吐。现代医学研究表明，长期痛经和月经不调的女性，容易引起色斑、暗疮、妇科炎症、头疼失眠、抑郁、不孕不育等疾病。中医认为，痛经主要病机在于邪气内伏导致胞宫的气血运行不畅，"不通则痛"；或胞宫失于濡养，"不荣则痛"。在相关穴位拔罐可以调节气血、滋养肝脏，从而治疗疾病。

方法一

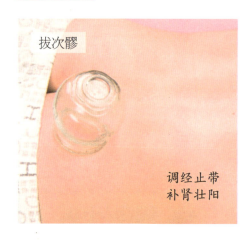

拔次髎

调经止带
补肾壮阳

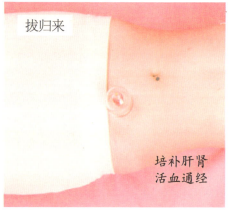

拔归来

培补肝肾
活血通经

1. 在经期前 2～3 天或者在月经期间进行拔罐。让患者取俯卧位，将罐吸拔在次髎穴上，留罐 15～20 分钟。

2. 取仰卧位，将罐吸拔在关元穴、归来穴、足三里穴、三阴交穴上，留罐 15～20 分钟，起罐后，对拔罐部位进行消毒处理，以免皮肤感染。这样的治疗每日 1 次，7 次为 1 个疗程。

方法二

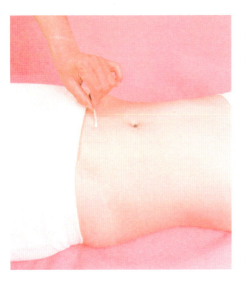

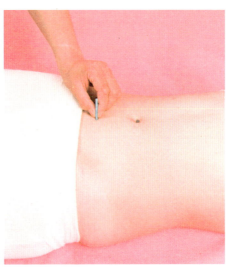

1. 取仰卧位，对关元穴、归来穴、足三里穴、三阴交穴、地机穴所在部位皮肤进行消毒。

2. 用毫针针刺已消毒的穴位，得气后不出针。

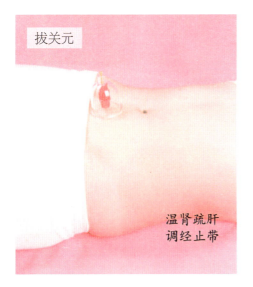

拔关元

温肾疏肝
调经止带

3. 把罐吸拔在针刺后的穴位上，留罐 10 ~ 15 分钟。操作完毕，再让患者取俯卧位，对肝俞穴、脾俞穴、肾俞穴同样用留针罐法，每日 1 次，10 次为 1 个疗程。

背腰骶部穴位

肝俞穴: 在第9胸椎棘突下,旁开1.5寸。

脾俞穴: 在第11胸椎棘突下,旁开1.5寸。

肾俞穴: 在第2腰椎棘突下(第2腰椎与肚脐平齐),旁开1.5寸。

次髎穴: 在骶区,正对第2骶后孔中。

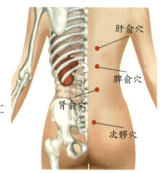

腹部穴位

关元穴: 在下腹部,前正中线上,脐中下3寸。

归来穴: 位于下腹部,脐中下4寸,距前正中线2寸。

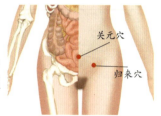

下肢穴位

足三里穴: 在外膝眼下3寸,用自己的掌心盖住自己的膝盖骨,五指朝下,中指尽处便是足三里穴。

地机穴: 在小腿内侧,当内踝尖与阴陵泉的连线上,阴陵泉下3寸。

三阴交穴: 在小腿内侧,内踝尖上3寸,胫骨内侧缘后方。

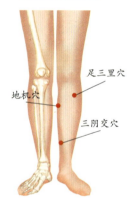

月经不调

月经不调是指月经的周期、时间长短、颜色、经量、质地等发生异常改变的一种妇科常见疾病。临床表现为月经时间提前或延后、量或多或少、颜色或鲜红或淡红、经质或清稀或赤稠，并伴有头晕、心跳快、心胸烦闷、失眠、小腹胀满、腰酸腰痛、精神疲倦等症状。中医认为月经不调的病因病机为血热、肾气虚、气血虚弱等。大多患者都是体质虚弱、内分泌失调所致。在相关穴位拔罐可以调节气血，滋养肝肾，对治疗有积极的作用。

方法一

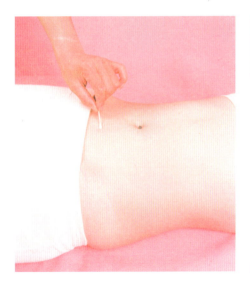 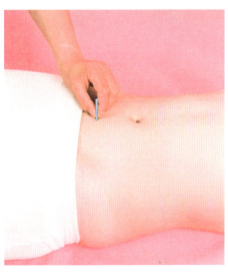

1.让患者取仰卧位，对关元穴、血海穴所在部位皮肤进行消毒。关元穴是人体上的一个重要穴位，对其拔罐可调节内分泌，达到治疗生殖系统疾病的目的。

2.消毒后，用三棱针分别点刺关元穴、血海穴3～5下，以皮肤潮红或微微出血为度。

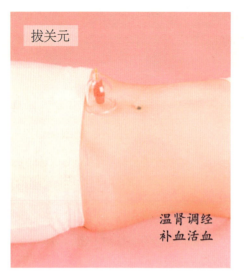

拔关元

温肾调经
补血活血

3.把罐吸拔在针刺后的穴位上，留罐 10 ~ 15 分钟。完毕后，让患者取俯卧位，用同样的方法对命门穴、气海俞穴、关元俞穴、腰俞穴进行刺络拔罐。这样的治疗每日或隔日 1 次。

方法二

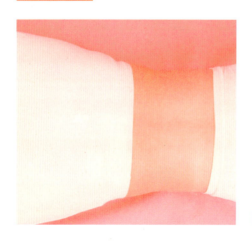

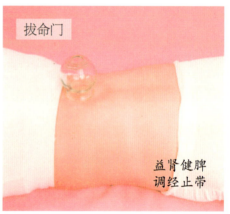

拔命门

益肾健脾
调经止带

1.取俯卧位，充分暴露背部。拔罐前先在罐口和背部涂上润滑油，以免皮肤干燥，走罐时划伤皮肤。

2.把罐吸拔在命门穴上，然后在命门穴至腰俞穴，足太阳膀胱经的肾俞穴到次髎穴来回走罐，直至皮肤出现瘀血为止。

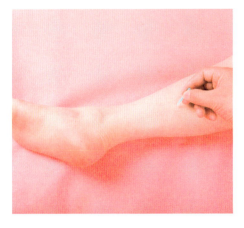

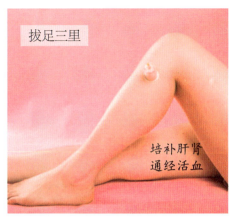

拔足三里

培补肝肾
通经活血

3.起罐后，用毫针针刺关元穴、归来穴、足三里穴、三阴交穴，留针。此步操作要求施罐者能够熟练使用针灸疗法，以免对患者造成伤害。

4.把罐拔于针上。留罐10～15分钟。这样的治疗每日1次，10次为1个疗程。

腹部穴位

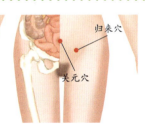

归来穴

关元穴

关元穴：在下腹部，前正中线上，脐中下3寸。

归来穴：位于下腹部，脐中下4寸，距前正中线2寸。

腰骶部穴位

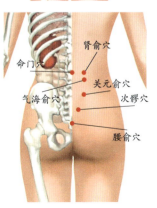

肾俞穴

命门穴

关元俞穴

气海俞穴

次髎穴

腰俞穴

命门穴：在腰部，当后正中线与脐水平线交叉点处。

肾俞穴：在第2腰椎棘突下（第2腰椎与肚脐平齐），旁开1.5寸。

气海俞穴：在第3腰椎棘突下，旁开1.5寸。

关元俞穴：在第5腰椎棘突下，旁开1.5寸。

次髎穴：在骶区，正对第 2 骶后孔中。

腰俞穴：在骶部，当后正中线上，正对骶管裂孔。

下肢穴位

血海穴：用力蹬直下肢，髌骨内上缘上约 2 寸处鼓起之肌肉（股内收肌）的中点即是血海穴。

足三里穴：在外膝眼下 3 寸，用自己的掌心盖住自己的膝盖骨，五指朝下，中指尽处便是足三里穴。

三阴交穴：在小腿内侧，内踝尖上 3 寸，胫骨内侧缘后方。

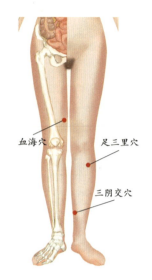

血海穴

足三里穴

三阴交穴

闭经

闭经分为原发性和继发性两种。凡年过 18 岁仍未行经者称为原发性闭经；在月经初潮以后，正常绝经以前的任何时间内（妊娠或哺乳期除外），月经闭止超过 6 个月者称为继发性闭经。多数的先天性异常所导致的闭经被列入原发性闭经，而继发性闭经多数是由获得性疾病所引起。中医认为闭经是肝肾不足，气血亏虚，血脉失通所致。在相关穴位拔罐可以调节气血，滋肾养阴。

方法一

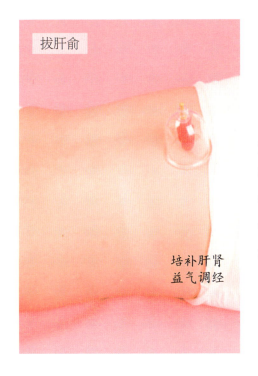

拔肝俞

培补肝肾
益气调经

分为两组穴位，第一组：大椎穴、肝俞穴、脾俞穴，第二组：身柱穴、肾俞穴、气海穴、三阴交穴。每天选择一组穴位，把罐吸拔在穴位上，留罐 15 分钟，每日 1 次，两组穴位交替使用。

方法二

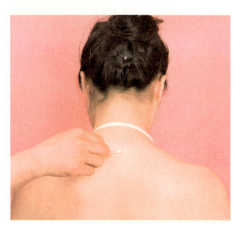

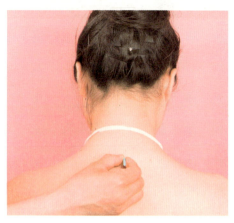

1. 分为三组穴位，第一组：大椎穴、肝俞穴、脾俞穴，第二组：身柱穴、肾俞穴、气海穴、三阴交穴，第三组：命门穴、关元穴。每次选择一组穴位，让患者取适当体位，对穴位皮肤进行消毒。

2. 用三棱针在已消毒的穴位上点刺，以微微出血为度。此步操作要求施罐者能够熟练使用针灸疗法，点刺的力度要把握得当，以免对患者造成伤害。

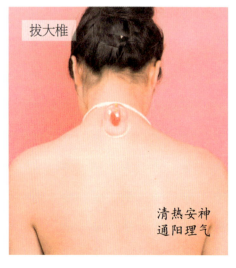

拔大椎

清热安神
通阳理气

3. 将罐吸拔在针刺后的穴位上。留罐15分钟。这样的治疗每日1次。每次选择一组穴位，交替使用。

腰背部穴位

大椎穴： 坐位低头，脊柱上方突起的椎骨（第7颈椎）下缘凹陷处就是大椎穴。

身柱穴： 位后正中线上，第3胸椎棘突下凹陷中。

肝俞穴： 在第9胸椎棘突下，旁开1.5寸。

脾俞穴： 在第11胸椎棘突下，旁开1.5寸。

命门穴： 在腰部，当后正中线与脐水平线交叉点处。

肾俞穴： 在第2腰椎棘突下（第2腰椎与肚脐平齐），旁开1.5寸。

腹部穴位

气海穴： 在下腹部，前正中线上，脐中下1.5寸。

关元穴： 在下腹部，前正中线上，脐中下3寸。

下肢穴位

三阴交穴： 在小腿内侧，内踝尖上3寸，胫骨内侧缘后方。

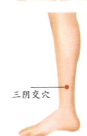

179

慢性盆腔炎

　　盆腔炎是指妇女盆腔内生殖器官及其周围组织的炎性病变。本病有急性与慢性之分。急性期表现为高热寒战，下腹胀痛，白带增多且有腥臭气味；慢性期表现为下腹隐痛及有下坠感，腰骶酸痛，月经失调，低热，白带增多。中医认为本病的病理性质以肾气不足、带脉失约为本，湿热、瘀血、寒凝、痰湿为标，属于本虚标实证。在相关穴位拔罐可以祛除湿邪、活血化瘀、培补元气，增强身体免疫力，对该病有一定疗效。

方法一

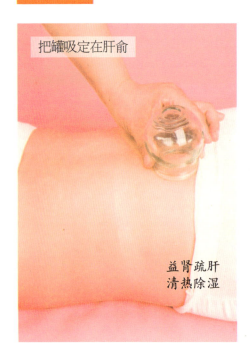

把罐吸定在肝俞

益肾疏肝
清热除湿

　　让患者取俯卧位，先把罐吸定在肝俞穴、肾俞穴、命门穴、大椎穴、曲池穴的任一穴位，然后稍加推拉或旋转立即向上提拉罐具，使之脱离皮肤，发出"啪"的响声，以上每穴用响罐法吸拔5～10次。这样的治疗每日1次，7次为1个疗程。

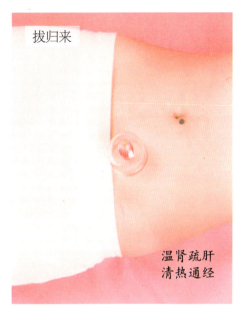

拔归来

温肾疏肝
清热通经

分为两组穴位，第一组：气海穴、关元穴、归来穴，第二组：肝俞穴、肾俞穴、次髎穴、三阴交穴，每次选用1组穴位，留罐15～20分钟。起罐后，对拔罐部位进行消毒。这样的治疗每日1次，两组穴位交替进行，7次为1个疗程。

背腰骶部穴位

大椎穴：坐位低头，脊柱上方突起的椎骨（第7颈椎）下缘凹陷处就是大椎穴。

肝俞穴：在第9胸椎棘突下，旁开1.5寸。

命门穴：在腰部，当后正中线与脐水平线交叉点处。

肾俞穴：在第2腰椎棘突下（第2腰椎与肚脐平齐），旁开1.5寸。

次髎穴：在骶区，正对第2骶后孔中。

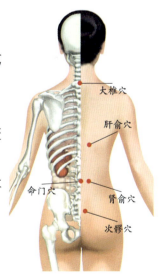

大椎穴
肝俞穴
命门穴
肾俞穴
次髎穴

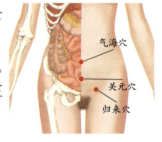

上肢穴位

曲池穴： 在屈肘时，肘横纹外侧端凹陷处。

腹部穴位

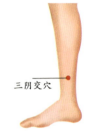

气海穴： 在下腹部，前正中线上，脐中下1.5寸。

关元穴： 在下腹部，前正中线上，脐中下3寸。

归来穴： 位于下腹部，脐中下4寸，距前正中线2寸。

下肢穴位

三阴交穴： 在小腿内侧，内踝尖上3寸，胫骨内侧缘后方。

带下病

　　白带是妇女阴道内正常流出的少量白色无味的分泌物。若在经期、排卵期或妊娠期白带增多，是正常的生理现象。如果妇女阴道分泌物增多，且连绵不断，色黄、色红、带血，或黏稠如脓，或清稀如水，气味腥臭，就是带下病。中医认为，带下病的病机主要是脏腑功能失常，湿从内生；或下阴直接感染湿毒虫邪，致使湿邪损伤任带，使任脉不固，带脉失约，带浊下注胞中，流溢于阴窍。在相关穴位拔罐能清热排毒、滋养脏腑，缓解症状。

方法一

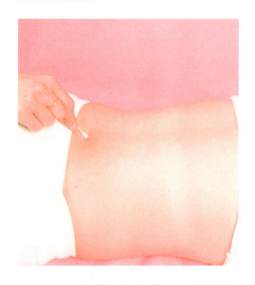

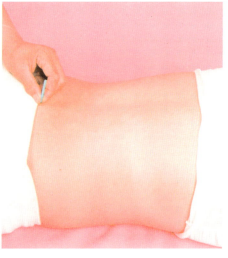

　　1.让患者取俯卧位，对腰阳关穴、腰眼穴、八髎穴进行消毒。施罐者在治疗前要了解患者有无其他疾病，是否适合拔罐。

　　2.把毫针迅速刺入已消毒的穴上，然后立即出针。此步操作要求施罐者一定要把握好针刺的力度，过深或过浅都达不到治疗的效果。

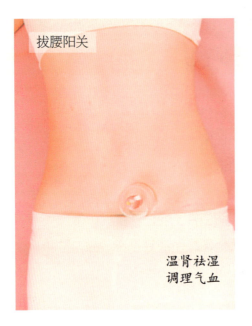

拔腰阳关

温肾祛湿
调理气血

3. 出针后将罐吸拔在穴位上，留罐10～15分钟，起罐后，对拔罐部位进行消毒。这样的治疗每隔3～4天1次，7次为1个疗程。

方法二

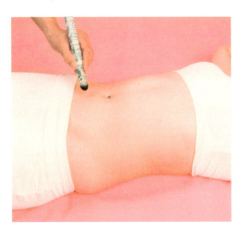

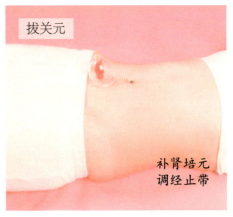

拔关元

补肾培元
调经止带

1. 让患者取仰卧位，用艾条在关元穴、曲骨穴、足三里穴、丰隆穴分别灸10分钟，以有温热感为宜。小心操作，防止烫伤皮肤。

2. 将罐吸拔在已灸过的穴位上，留罐10～15分钟。起罐后，对其穴位皮肤进行消毒处理，这样的治疗每隔1～3天1次。

腹部穴位

关元穴： 在下腹部，前正中线上，脐中下3寸。

曲骨穴： 在人体的小腹部，由肚脐从上往下推，会触摸到一个拱形的骨头，这块骨头就是耻骨，在这个拱形边缘的中点的位置就是曲骨穴。

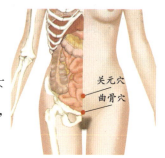

腰骶部和上肢穴位

腰阳关穴： 在腰部，当后正中线上，第4腰椎棘突下凹陷中。

腰眼穴： 在第4腰椎棘突下，旁开约3.5寸凹陷中。

八髎穴： 上髎、次髎、中髎和下髎，左右共8个穴位，分别在第1、2、3、4骶后孔中，合称"八髎穴"。

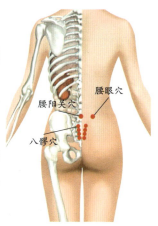

下肢穴位

足三里穴： 在外膝眼下3寸，用自己的掌心盖住自己的膝盖骨，五指朝下，中指尽处便是足三里穴。

丰隆穴： 在外踝尖上8寸，胫骨前嵴外2个中指宽的部位。

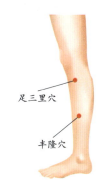

妊娠呕吐

　　妊娠呕吐是指孕妇在早孕期间经常出现食欲缺乏、轻度恶心呕吐、头晕、倦怠，称为早孕反应，一般于停经 40 天左右开始，孕 12 周以内反应消退，对生活、工作影响不大不需特殊处理。而少数孕妇会出现频繁呕吐，不能进食，脱水，酸碱平衡失调严重者可能危及生命。中医认为妊娠后月经停闭，血聚于下养胎，冲脉之气上逆（冲脉隶属于阳明），使胃失和降而致恶心、呕吐。在相应穴位拔罐能够疏肝和胃、降逆止呕，缓解症状。

方法一

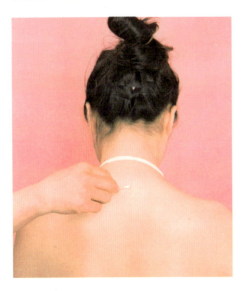 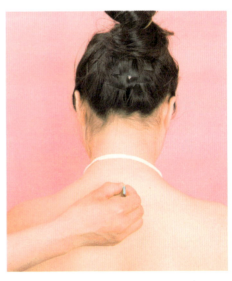

　　1.取坐位或俯卧，对大椎穴、身柱穴、肝俞穴、脾俞穴、胃俞穴所在部位皮肤进行消毒。

　　2.用三棱针轻叩已消毒的穴位，以微微出血为度。此步操作要求施罐者针灸手法熟练，以免对孕妇造成伤害。

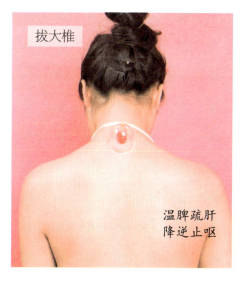

拔大椎

温脾疏肝
降逆止呕

3.把罐吸拔在点刺后的穴位上。注意吸拔穴位时吸力不要太强。留罐 10 分钟。起罐时用力尽量轻柔。这样的治疗每日 1 次。

方法二

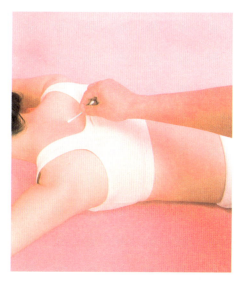 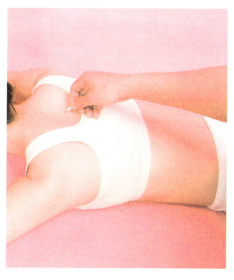

1.取合适的体位，对厥阴俞穴、中脘穴、内关穴所在部位皮肤进行消毒。

2.用三棱针点刺已消毒的穴位，以微微出血为度。在针刺过程中要安抚患者情绪，告知患者身体不可抖动，避免造成伤害。

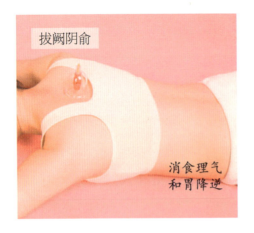

拔阙阴俞

消食理气
和胃降逆

3.把罐吸拔在点刺后的穴位上，留罐 15 ～ 20 分钟。起罐后，擦去血迹，并对穴位皮肤进行消毒，以免感染。这样的治疗每日 1 次。

背部穴位

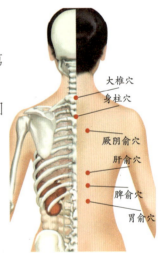

大椎穴
身柱穴
厥阴俞穴
肝俞穴
脾俞穴
胃俞穴

大椎穴：坐位低头，脊柱上方突起的椎骨（第 7 颈椎）下缘凹陷处就是大椎穴。

身柱穴：位后正中线上，第 3 胸椎棘突下凹陷中。

厥阴俞：在第 4 胸椎棘突下，旁开 1.5 寸处。

肝俞穴：在第 9 胸椎棘突下，旁开 1.5 寸。

脾俞穴：在第 11 胸椎棘突下，旁开 1.5 寸。

胃俞穴：在第 12 胸椎棘突下，旁开 1.5 寸。

腹部穴位

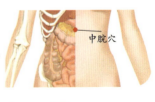

中脘穴

中脘穴：脐中央与胸骨体下缘两点之中央（脐中上 4 寸）即是中脘穴。

上肢穴位

内关穴

内关穴：仰掌，微屈腕关节，腕横纹上 2 寸，两条大筋之间即是内关穴。

产后腹痛

妇女下腹部的盆腔内器官较多，出现异常时，容易引起产后腹痛，包括腹痛和小腹痛，以小腹部疼痛最为常见。重症患者持续时间较长，哺乳时腹痛明显。中医将产后腹痛又称为"儿枕痛"。病因为产后气血运行不畅，瘀滞不通则痛。可由于产后伤血，百脉空虚，血少气弱，推行无力，以致血流不畅而瘀滞；也可由于产后虚弱，寒邪乘虚而入，血为寒凝，瘀血内停而不通。在相应穴位拔罐能够散寒止痛、活血化瘀，缓解症状。

方法一

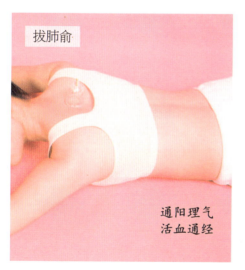

拔肺俞

通阳理气
活血通经

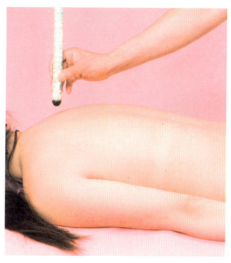

1.取坐位或俯卧位，将罐吸拔在大椎穴、肺俞穴、神阙穴、足三里穴上，留罐15～20分钟。

2.起罐后，用艾条温灸各穴，每穴10分钟。这样的治疗每日1次，一般1～2次即可消除疼痛。

方法二

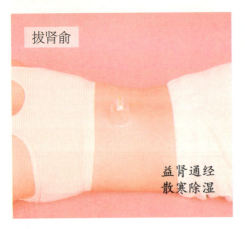

拔肾俞

益肾通经
散寒除湿

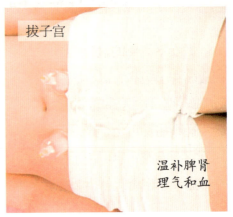

拔子宫

温补脾肾
理气和血

1.取俯卧位，将罐吸拔于肾俞穴、腰阳关穴、八髎穴，留罐15～20分钟。

2.起罐后，再取仰卧位，将罐吸拔在子宫穴、气海穴、关元穴、足三里穴、三阴交穴上，痛止即止，1～2次为1个疗程。

背腰骶部穴位

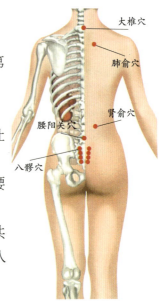

大椎穴
肺俞穴
肾俞穴
腰阳关穴
八髎穴

大椎穴： 坐位低头，脊柱上方突起的椎骨（第7颈椎）下缘凹陷处就是大椎穴。

肺俞穴： 在第3胸椎棘突下，旁开1.5寸。

肾俞穴： 在第2腰椎棘突下（第2腰椎与肚脐平齐），旁开1.5寸。

腰阳关穴： 在腰部，当后正中线上，第4腰椎棘突下凹陷中。

八髎穴： 上髎、次髎、中髎和下髎，左右共8个穴位，分别在第1、2、3、4骶后孔中，合称"八髎穴"。

腹部穴位

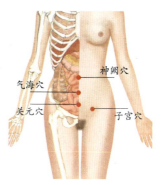

神阙穴： 在腹中部，脐中央。

气海穴： 在下腹部，前正中线上，脐中下1.5寸。

关元穴： 在下腹部，前正中线上，脐中下3寸。

子宫穴： 在下腹部，脐下4寸，前正中线旁开3寸。

下肢穴位

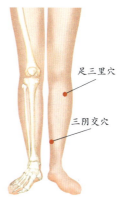

足三里穴： 在外膝眼下3寸，用自己的掌心盖住自己的膝盖骨，五指朝下，中指尽处便是足三里穴。

三阴交穴： 在小腿内侧，内踝尖上3寸，胫骨内侧缘后方。

产后缺乳

　　产后缺乳是指妇女产后乳汁分泌量少或无，不能满足婴儿的需要。现代医学认为，产后缺乳与孕前、孕期乳腺发育不良，或产妇体质虚弱，或分娩出血过多，或哺乳方法不对，或产妇过度疲劳， 或产后情志失调等因素有关。中医认为， 产后缺乳是由于产妇气血亏虚、不能生化乳汁，或肝气郁结、气机不畅所致。在相应穴位拔罐能够疏肝理气、益气补血，改善症状。

方法一

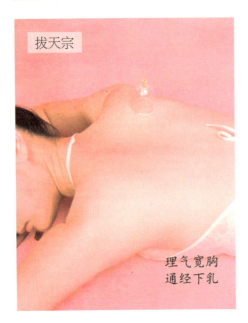

拔天宗

理气宽胸
通经下乳

　　取坐位、俯卧或仰卧，以方便舒适为宜。将罐吸拔在天宗穴、肩井穴、膏肓穴、乳根穴、膻中穴上，留罐20分钟，样的治疗每日或隔日1次，5次为1个疗程。

方法二

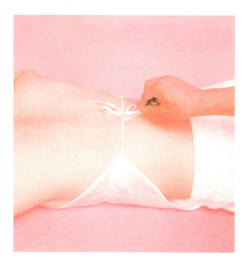

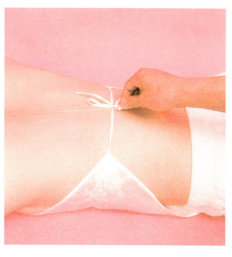

1.取坐位、俯卧或仰卧，对肝俞穴、期门穴、膻中穴、乳根穴、少泽穴所在部位皮肤进行消毒。

2.用三棱针叩刺已消毒的穴位，以微微出血为度。

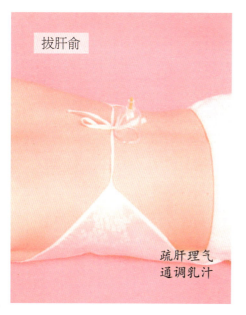

拔肝俞

疏肝理气
通调乳汁

3.将罐吸拔在针刺部位（注意少泽穴只针刺不拔罐），留罐15～20分钟。这样的治疗每日或隔日1次。3次为1个疗程。

背部穴位

肩井穴：在大椎与肩峰端连线的中点。

膏肓穴：在第4胸椎棘突下，旁开3寸。

天宗穴：在冈下窝中央凹陷处，与第4胸椎相平。

肝俞穴：在第9胸椎棘突下，旁开1.5寸。

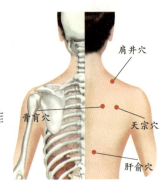

上肢穴位

少泽穴：在手小指末节尺侧，距指甲角0.1寸（指寸）。

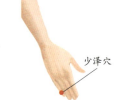

腹部和上肢穴位

膻中穴：位于胸部，前正中线上，两乳头连线的中点。

乳根穴：当乳头直下，乳房根部，第5肋间隙，距前正中线4寸。

期门穴：由胸骨体下缘往下2横指的巨阙穴处划一条与地面平行的直线，然后再从两侧乳头划一条与之垂直的竖线，交点之处便是期门穴。

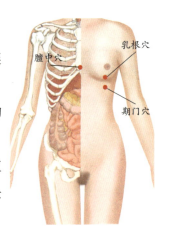

更年期综合征

更年期综合征在中医学亦称"绝经前后诸证"。中医认为妇女停经前后肾气渐衰，脏腑功能逐渐衰退，使人体阴阳失去平衡，因而有面红潮热、眩晕头胀、烦躁、抑郁、心悸失眠、阴道干涩、骨质疏松等症状。中医认为该病病机分为虚实两种，包括肾气不足、肝肾亏虚、精血亏虚、脾胃虚弱、气滞血瘀、痰湿壅滞等。病位在肾与胞宫，与肝脾等脏器功能有关。拔罐可以调补肾气、活血通络，有助于气血的生化和运行，从而推迟更年期的到来，缓解相应症状。

方法一

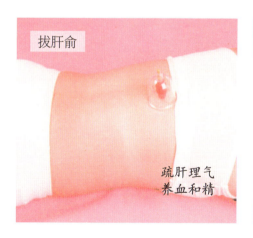

拔肝俞

疏肝理气
养血和精

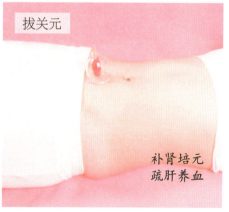

拔关元

补肾培元
疏肝养血

1.让患者取俯卧位，先用食指指腹在心俞穴、膈俞穴、肝俞穴、肾俞穴上按摩3～5分钟，将罐吸拔在穴位上，留罐20～25分钟。

2.再让患者取仰卧位，用食指指腹在关元穴上按摩3～5分钟。再将罐吸拔在关元穴上，留罐20～25分钟。每日1次，5次为1个疗程。

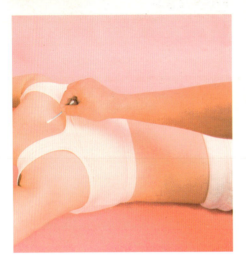

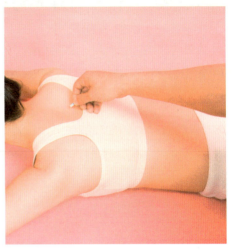

1. 让患者取俯卧位, 暴露背部, 对胸至骶段脊柱两旁全程膀胱经循行线进行消毒。

2. 消毒后, 用已消毒的三棱针轻叩已消毒的部位至皮肤潮红。叩刺的力度一定要轻, 以免刺伤皮肤。

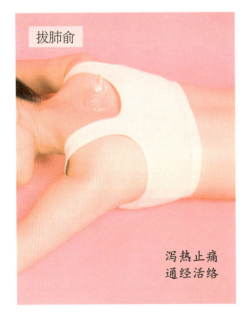

拔肺俞

泻热止痛
通经活络

3. 用疏排罐法, 将罐吸拔在上述部位的部分穴位上, 留罐 15 ～ 20 分钟, 每日 1 次, 10 次为 1 个疗程。

腰背部穴位

心俞穴： 在第5胸椎棘突下，旁开1.5寸。

膈俞穴： 在第7胸椎棘突下，旁开1.5寸。

肝俞穴： 在第9胸椎棘突下，旁开1.5寸。

肾俞穴： 在第2腰椎棘突下（第2腰椎与肚脐平齐），旁开1.5寸。

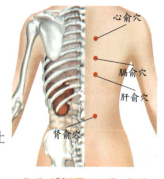

腹部穴位

关元穴： 在下腹部，前正中线上，脐中下3寸。

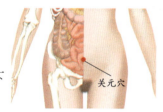

上肢穴位

内关穴： 仰掌，微屈腕关节，腕横纹上2寸，两条大筋之间即是内关穴。

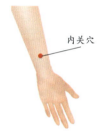

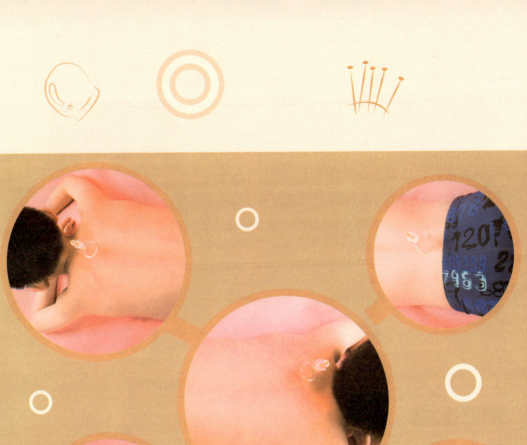
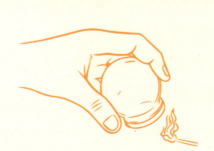

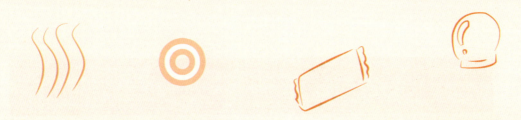

第六章

儿科病拔罐，补肾健脾一身轻

风　寒　暑　湿

小儿肺炎

　　小儿肺炎是小儿最常见的一种呼吸道疾病，四季均易发生，3岁以内的婴幼儿在冬、春季节患肺炎较多。小儿肺炎临床表现为发热、咳嗽、气促、呼吸困难和肺部细湿啰音，也有不发热而咳喘重者。中医认为，小儿时期从形体到生理功能都没有发育完善，特别是卫外机能不固。其病因可分为内因和外因，外因是由于邪气的侵袭，内因则在于腠理疏松，肌肤薄弱，肺娇脾虚，痰浊内蕴。在相应穴位拔罐能够宣通肺气、祛除风邪，从而缓解症状。

方法一

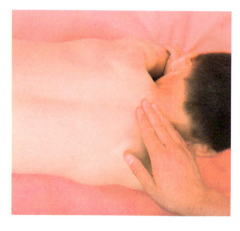

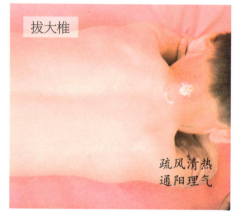

拔大椎

疏风清热
通阳理气

　　1.让患儿取俯卧位，暴露背部，在大椎穴、风门穴、肺俞穴所在部位皮肤周围涂上润滑油，以免拔伤患儿娇嫩的皮肤。

　　2.将罐吸拔在穴位上，吸力不要太强，留罐10分钟左右。这样的治疗每日或隔日1次，10次为1个疗程。

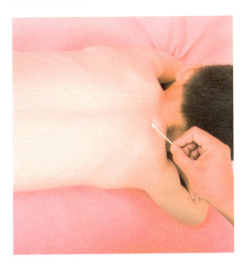

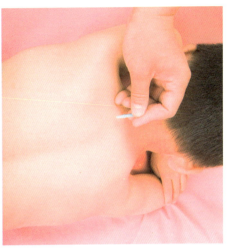

1.让患儿取俯卧位,对大椎穴、风门穴、肺俞穴、曲池穴、尺泽穴所在部位皮肤进行消毒。

2.用三棱针点刺已消毒的穴位,以微微出血为度。

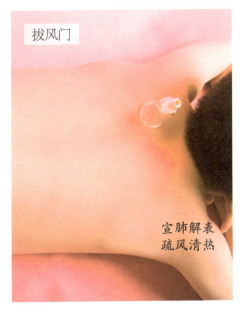

拔风门

宣肺解表
疏风清热

3.把罐吸拔在点刺过的穴位上,吸力不可太强,留罐3～5分钟。这样的治疗每日1次,10次为1个疗程。

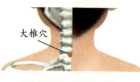

颈部穴位

大椎穴：坐位低头，脊柱上方突起的椎骨（第7颈椎）下缘凹陷处就是大椎穴。

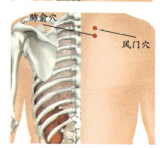

背部穴位

风门穴：在第2胸椎棘突下，旁开1.5寸。

肺俞穴：在第3胸椎棘突下，旁开1.5寸。

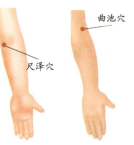

上肢穴位

曲池穴：在屈肘时，肘横纹外侧端凹陷处。

尺泽穴：位于肘横纹中，肱二头肌肌腱桡侧凹陷处。

小儿腹泻

　　小儿腹泻是小儿的一种急性胃肠道功能紊乱，是以腹泻、呕吐为主要症状的综合征，以夏秋季节发病率最高。本病致病因素分为三方面：体质、感染及消化功能紊乱。临床主要表现为大便次数增多、排稀便和水电解质紊乱。中医认为小儿腹泻主要是由感受外邪、内伤乳食、脾胃虚弱和脾肾阳虚而引起的，在相应穴位拔罐能够祛除风邪、健脾和胃，调和阴阳与脏腑功能，从而达到止泻的目的。

方法一

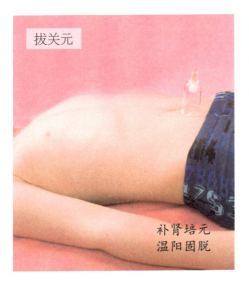

拔关元

补肾培元
温阳固脱

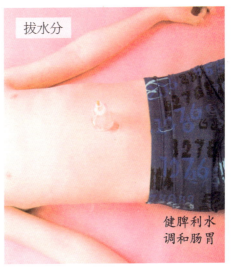

拔水分

健脾利水
调和肠胃

　　1.让患儿取仰卧位，把罐吸拔在水分穴、天枢穴、神阙穴、气海穴、关元穴上，留罐2～5分钟。以上穴位每次拔罐可选择3～5个。

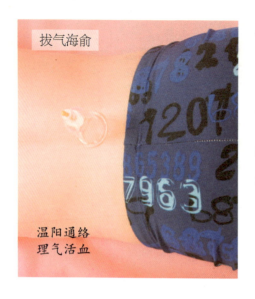

拔气海俞

温阳通络
理气活血

2.起罐后，让患儿取俯卧位，把罐吸拔在气海俞穴、大肠俞穴、关元俞穴上，留罐2～5分钟。

方法二

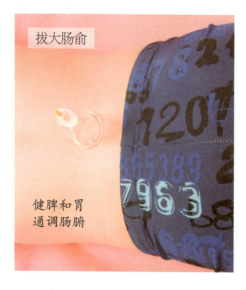

拔大肠俞

健脾和胃
通调肠腑

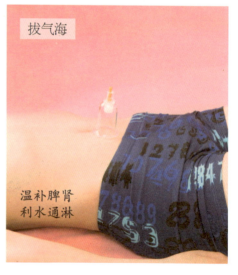

拔气海

温补脾肾
利水通淋

　　分为两组穴位，第一组为大肠俞穴、天枢穴，第二组为气海穴、中脘穴、足三里穴，每次拔罐时任选一组穴位，将罐吸拔在穴位上，留罐5～10分钟。每日1次，5次为1个疗程。

腹部穴位

中脘穴：脐中央与胸骨体下缘两点之中央（脐中上4寸）即是中脘穴。

水分穴：在上腹部，前正中线上，脐中上1寸。

神阙穴：在腹中部，脐中央。

天枢穴：在腹中部，距脐中2寸。

气海穴：在下腹部，前正中线上，脐中下1.5寸。

关元穴：在下腹部，前正中线上，脐中下3寸。

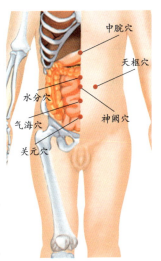

中脘穴
天枢穴
水分穴
气海穴
神阙穴
关元穴

腰部穴位

气海俞穴：在第3腰椎棘突下，旁开1.5寸。

大肠俞穴：在第4腰椎棘突下，旁开1.5寸。

关元俞穴：在第5腰椎棘突下，旁开1.5寸。

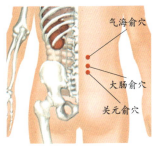

气海俞穴
大肠俞穴
关元俞穴

下肢穴位

足三里穴：在外膝眼下3寸，用自己的掌心盖住自己的膝盖骨，五指朝下，中指尽处便是足三里穴。

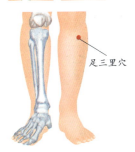

足三里穴

小儿疳积

疳积是小儿时期，尤其是 1 ~ 5 岁儿童的一种常见病症。是指由于喂养不当或寄生虫病等引起脾胃受损而导致的全身虚弱、消瘦、面黄、发枯等慢性病症。主要症状有：初起恶心呕吐、不思饮食、腹胀腹泻；继而烦躁哭闹、睡眠不好、喜俯卧、手足心发热、口渴；最后见面黄肌瘦、头大颈细、精神萎靡。中医认为，胃司受纳，脾主运化，脾胃调和方能知饥欲食，食而能化。在相应穴位拔罐能够健脾和胃，增强机体抵抗疾病的能力，从而缓解症状。

方法一

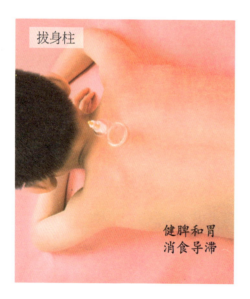

拔身柱

健脾和胃
消食导滞

让患儿取合适体位，把罐吸拔在身柱穴、中脘穴、天枢穴、脾俞穴、足三里穴上，因小儿皮肤娇嫩，拔罐前要在穴位皮肤上涂上一层润滑油。留罐时间为 5 ~ 10 分钟。这样的治疗每日 1 次，10 次为 1 个疗程。

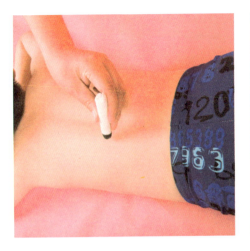

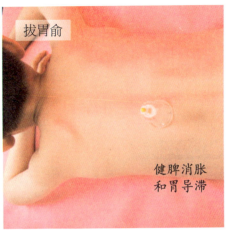

拔胃俞

健脾消胀
和胃导滞

1.让患儿取坐位，用艾条温灸脾俞穴、胃俞穴、中脘穴、章门穴、四缝穴、足三里穴各10分钟，至皮肤有温热感。

2.把罐吸拔在已灸过的穴位上，注意四缝穴只艾灸不拔罐。留罐5～10分钟。起罐后，对穴位皮肤进行消毒，以免感染。

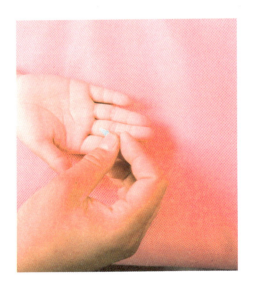

3.用三棱针点刺四缝穴，以微微出血为度。每次拔罐两只手上的四缝穴交替操作。这样的治疗每日1次，10次为1个疗程。

腰背部穴位

身柱穴： 位后正中线上，第 3 胸椎棘突下凹陷中。

脾俞穴： 在第 11 胸椎棘突下，旁开 1.5 寸。

胃俞穴： 在第 12 胸椎棘突下，旁开 1.5 寸。

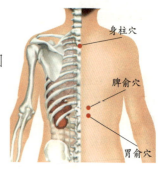

上肢穴位

四缝穴： 在第 2~5 指掌侧，近端指关节的中央，一手 4 穴，双手共 8 穴。

腹部穴位

中脘穴： 脐中央与胸骨体下缘两点之中央（脐中上 4 寸）即是中脘穴。

天枢穴： 在腹中部，距脐中 2 寸。

章门穴： 在侧腹部，当第 11 肋游离端的下方。屈肘合腋时肘尖正对的地方即为章门穴。

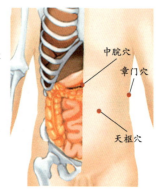

下肢穴位

足三里穴： 在外膝眼下 3 寸，用自己的掌心盖住自己的膝盖骨，五指朝下，中指尽处便是足三里穴。

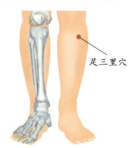

小儿遗尿

遗尿俗称"尿床"，是指3岁以上的小儿睡眠中小便自遗、醒后才知的一种病症。现代医学认为，本病因大脑皮质、皮质下中枢功能失调而引起。中医认为小儿因先天禀赋不足或素体虚弱导致肾气不足，下元虚冷，不能温养膀胱，膀胱气化功能失调，闭藏失职，不能约制水道，而为遗尿；或肺脾气虚时，上虚不能制下，致使无权约束水道，则小便自遗；或肝经湿热郁结化火，迫注膀胱而致遗尿。在相应穴位拔罐能够补脾益肾，从而改善症状。

方法一

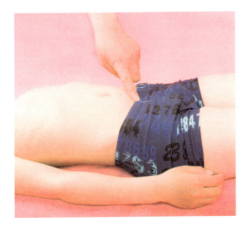

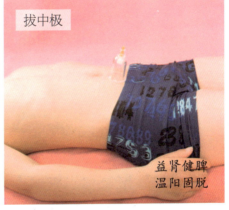

拔中极

益肾健脾
温阳固脱

1.先让患儿取仰卧位，用食指按压关元穴、中极穴、曲骨穴。先轻轻按压再逐渐用力，每个穴位按压5～10次。

2.把罐吸拔在按压后的穴位上，留罐5～10分钟。然后再让患者取俯卧位，对肾俞穴用同样的方法先按压再拔罐。

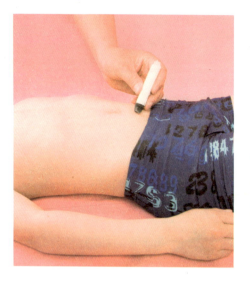

3.拔罐后，用艾条温灸肾俞穴、关元穴5～10分钟。这样的治疗每日1次。症状轻的患者1～2次即可见效。重症者4～5次后效果显著。

方法二

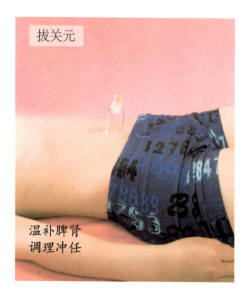

拔关元

温补脾肾
调理冲任

分为两组穴位，第一组：肾俞穴、气海俞穴、膀胱俞穴，第二组：命门穴、腰阳关穴、关元穴。每次治疗选择一组穴位，将罐吸拔在穴位上，留罐15分钟。每日或隔日治疗1次。

腹部穴位

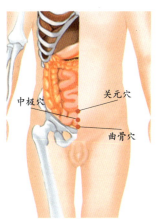

关元穴：在下腹部，前正中线上，脐中下3寸。

中极穴：在下腹部，前正中线上，脐中下4寸。

曲骨穴：在人体的小腹部，由肚脐从上往下推，会触摸到一个拱形的骨头，这块骨头就是耻骨，在这个拱形边缘的中点的位置就是曲骨穴。

腰部穴位

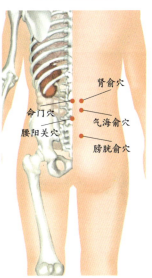

命门穴：在腰部，当后正中线与脐水平线交叉点处。

肾俞穴：在第2腰椎（第2腰椎与肚脐平齐）棘突下，旁开1.5寸。

气海俞穴：在腰部，第3腰椎棘突下，旁开1.5寸。

腰阳关穴：在腰部，当后正中线上，第4腰椎棘突下凹陷中。

膀胱俞穴：骶正中嵴旁1.5寸，平第2骶后孔。

百日咳

百日咳是儿童常见的急性呼吸道传染病，百日咳杆菌是本病的致病菌。其特征为阵发性痉挛性咳嗽，咳嗽伴有特殊的吸气吼声，病程较长，可达数周甚至3个月左右，故有百日咳之称。中医认为，百日咳的病因主要为感染时邪病毒，肺失清肃，痰浊阻滞气道，肺气不能宣通，以致咳嗽频频。不仅如此，其病机尚与肝经郁热，气火上逆，影响肺系有关。在相应穴位拔罐能够补脾益肺、祛痰除湿，从而改善症状。

方法一

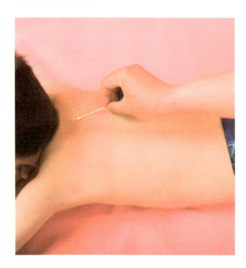

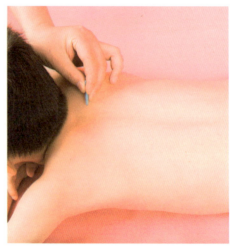

1.让患儿取俯卧位，对大椎穴、身柱穴、肺俞穴所在部位皮肤进行消毒。因为患儿年龄较小，所以家长应抱紧其身体，并安抚情绪，防止乱动。

2.用三棱针快速点刺已消毒的穴位，以出血2～3滴为度。

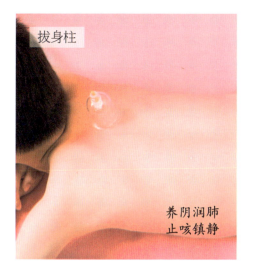

拔身柱

养阴润肺
止咳镇静

3.把罐拔在针刺后的穴位上，留罐5 ～ 10分钟，操作结束后，用同样的方法对天突穴进行拔罐。这样的治疗每日1次，5次为1个疗程。

方法二

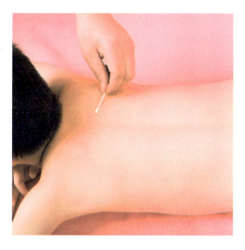

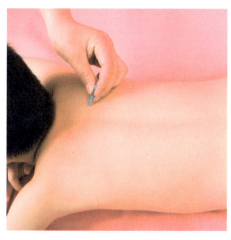

1.让患儿取俯卧位，对大椎穴、脾俞穴、肺俞穴所在部位皮肤进行消毒。在治疗过程中，一定要注意对患儿保暖，房间也要保持适宜的温度。

2.用已消毒的三棱针点刺已消毒的穴位2 ～ 3下，以皮肤潮红或微微出血为度。

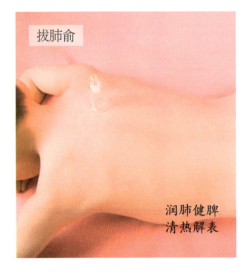

拔肺俞

润肺健脾
清热解表

3.把罐吸拔在针刺后的穴位上，留罐5～10分钟。操作完毕后，再用同样的方法对足三里穴针刺拔罐。

背部穴位

大椎穴：坐位低头，脊柱上方突起的椎骨（第7颈椎）下缘凹陷处就是大椎穴。

身柱穴：位后正中线上，第3胸椎棘突下凹陷中。

肺俞穴：在第3胸椎棘突下，旁开1.5寸。

脾俞穴：在第11胸椎棘突下，旁开1.5寸。

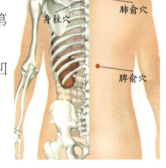

大椎穴
身柱穴
肺俞穴
脾俞穴

下肢穴位

足三里穴：在外膝眼下3寸，用自己的掌心盖住自己的膝盖骨，五指朝下，中指尽处便是足三里穴。

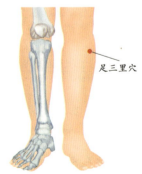

足三里穴